뇌를 알면
150세까지 준비할 수 있다

뇌를 알면 150세까지 준비할 수 있다

발 행 2025년 2월 28일

지은이 이웅경 · 류신영
펴낸이 정선모
디자인 가보경 이소윤

펴낸곳 도서출판 SUN
출판등록 제25100-2016-000022호. 2016년 3월 15일
주 소 서울시 노원구 덕릉로 94길 21. 205-102
전 화 010. 5213. 0476
이메일 44jsm@hanmail.net

값 39,000원
ISBN 979-11-88270-90-3 (13510)

ⓒ 이웅경 · 류신영 2025

· 잘못된 책은 바꿔드립니다.
· 이 책은 저작권법에 따라 보호받는 저작물이므로 무단전제와 무단복제를 금지하며, 이 책의 전부 또는 일부 내용을 사용하려면 사전에 저작권자와 도서출판 SUN의 서면 동의를 받아야 합니다.
* 이 서적에는 (주)여기어때컴퍼니가 제공한 여기어때 잘난체·잘난체 고딕이 적용되어 있습니다.

뇌를 알면 150세까지 준비할 수 있다

이웅경 · 류신영 지음

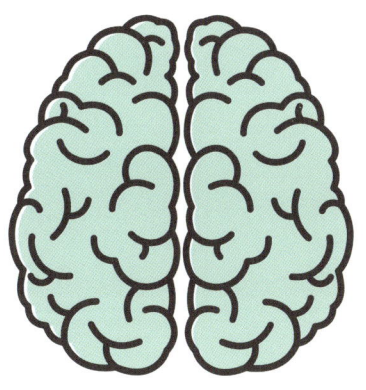

ㅇ SUN

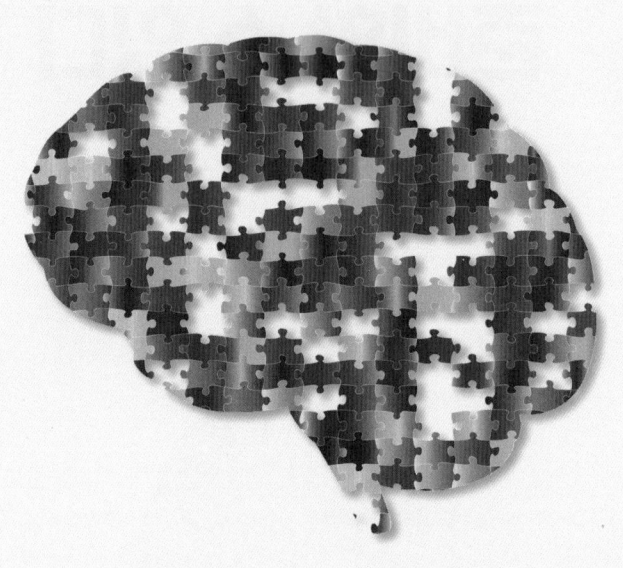

"뇌를 이해하는 것은

우리 자신을 이해하는 것이다.

이것이 바로 신경과학의 궁극적인 도전이다."

― 프랜시스 크릭(Francis Crick), 노벨 생리의학상 수상자

책을 내며

치매는 단순한 기억 상실 이상의 복잡한 질병입니다. 이 책은 치매가 무엇인지, 그 원인과 증상, 그리고 환자와 가족들이 직면하는 도전들을 깊이 있게 탐구하고자 합니다. 치매는 노인들에게 특히 흔하게 발생하지만, 젊은 층에서도 나타날 수 있는 질병입니다. 이로 인해 가족과 사회는 물론, 전반적인 보건 시스템에도 큰 영향을 미치고 있습니다.

치매를 이해하는 것은 단순히 의학적 지식을 넘어서, 환자와 그 주변 인물들에게 필요한 지원과 공감을 제공하는 데 필수적입니다. 이 책은 치매 환자와 가족이 겪는 정서적, 실질적 문제를 조명하고, 보다 나은 대처 방안을 모색하기 위한 다양한 접근법을 제시합니다.

2023년에 사망한 배우 윤정희는 치매 진단을 받으면서 많은 이들의 관심과 우려를 받았습니다. 윤정희는 한국 영화와 드라마에서 오랜 경력을 쌓아온 대표적인 배우 중 한 명입니다. 그녀는 1960년대와 70년대의 영화에서 많은 사랑을 받았고, 다양한 장르에서 뛰어난 연기를 보여주었습니다. 그녀가 앓던 치매라는 질병이 환자 개인과 가족의 삶에 미치는 영향을 조명하고자 이 책을 쓰게 되었습니다.

이 책은 국내외 여러 연구기관의 연구 결과와 통계 자료를 바탕으로 작성되었습니다. 언론에서 다룬 치매 관련 내용도 많은 도움이 되었습니다.

치매에 대한 이해를 높이고, 예방과 치료 방법을 알리는 것은 이제 한 나라만의 문제가 아닌 전 세계적인 관심사가 되었습니다. 특히 가족의 행복과 평화를 지키기 위해 반드시 해결해야 할 중요한 과제입니다.

이 책을 통해 치매를 제대로 이해하고, 치매 환자분들이 존중받으며 더 나은 삶을 살 수 있는 방법을 함께 찾고자 합니다. 이 책이 나오기까지 도움을 준 '치매바로알기연구회' 회원 여러분과 연구 자료를 꼼꼼히 챙겨준 소정현 기자에게 고마움을 전하며, 치매 환자나 그 가족에게 조금이라도 도움이 되길 바랍니다.

2025년 2월
이웅경 · 류신영

목차

책을 내며 6

제1부 치매란 무엇인가?

1. 인류와 함께해 온 치매 19
2. 치매는 어떤 병인가? 27
3. 치매의 유형 알아보기 30
   1) 알츠하이머병 31
   2) 혈관성 치매 33
   3) 루이소체 치매 34
   4) 경도인지장애 35

제2부 치매의 위험 신호

1. 치매와 관련된 뇌 변화 41
   1) 뇌에 독성물질 축적 41
   2) 뇌 축소는 전조현상 43

2. 치매를 부르는 생활습관 45
   1) 신체 활동 부족 45
   2) 식습관 문제 47
   3) 불규칙한 수면 51
   4) 사회적 교류 부족 53
   5) 흡연, 뇌 축소 가속화 54
   6) 음주, 치매 위험 높여 57

제3부 치매에 영향을 주는 질병들

1. 당뇨병과 심근경색 65

2. 고혈압과 저혈압 70

3. 스트레스와 우울증 75

4. 외상 후 스트레스 장애(PTSD) 81

5. 파킨슨병 86

6. 수면무호흡증 89

7. ADHD 환자, 수전증과 섬망 92

   1) 주의력 결핍 장애(ADHD) 92

   2) 치매와 수전증 상관성 95

   3) 치매와 섬망(譫妄) 연관성 97

제4부 치매 치료의 희망

1. 현대의학의 새로운 발견들 103
   1) 유전자 치료 103
   2) 줄기세포 연구 105
   3) 인공지능을 통한 혁신적 변화 106
   4) 면역 치료 108

2. 새로운 치료제 개발 현황 110
   1) 새로운 항체 치료제 '레카네맙' 110
   2) 알츠하이머병 치료의 새로운 희망, '도나네맙' 111
   3) 치매 치료제 '아리셉트' 장기순항 112
   4) 경구용 치매제 개발 113

3. 한방치료의 가능성 115
   1) 동양의학서에 기록된 치매 115
   2) 한의학의 최신 융합 연구 117
   3) 괄목할 만한 한의학 치료 효과 118
   4) 일본과 대만의 사례 120
   5) '제약 철폐' 무한 가능성 121

치매 예방과 관리

1. 교육과 치매의 관계 127

   1) 치매 예방에 긍정적인 연구 결과 128

   2) 치매와 교육 수준은 무관하다는 연구 결과 132

2. 운동으로 치매 예방하기 135

   1) 기억력 향상과 밀접한 신경세포 137

   2) 근육 촉진 호르몬, 중추신경계 회복 139

   3) '유산소 운동' 매우 효과적 140

   4) 짧은 시간 '고강도 운동' 142

   5) 시간과 장소에 효율적인 '걷기' 143

3. 건강한 식습관의 힘 147

   1) 식생활 개선, '예방과 지연' 147

   2) 치매 예방에 좋은 음식 150

   3) 피해야 할 음식 155

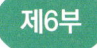

제6부 **환경과 뇌 건강**

1. 도시환경의 문제점 163
  1) 뇌 건강의 조용한 적, 미세먼지 163
  2) 도시 소음과 뇌 건강 168
  3) 녹지 부족의 문제점 170

2. 자연환경의 긍정적 영향 172
  1) 숲과 녹지공간의 효과 172
  2) 자연광과 일조량의 중요성 175
  3) 깨끗한 공기가 주는 혜택 178
  4) 자연친화적 치매 케어 시설 180
  5) 도시 속 치유공간 조성 182

제7부 함께 만드는 치매 친화 사회

1. 치매 환자와 가족이 마주한 현실 189
2. 치매 가족의 효율적인 대처법 193
3. 우리나라의 치매 정책과 미래 197
    1) 치매 전문 교육 확대 필요 198
    2) 유명무실 '치매가족휴가제' 200
    3) 단기보호 서비스, 공공후견사업 203
    4) 치료 지원사업, 연말정산 제도 204
    5) 치매 콜센터 활용 205
    6) 개선해야 할 치매 정책 206
4. 최신 기술로 만나는 치매 케어 209
    1) AI와 빅데이터 활용 209
    2) '걸음걸이 불규칙성' 치매 예측 212
    3) 놀라운 성과 '치매 진단 의료 AI' 214
    4) 스마트 기기와 로봇의 활용 223

부록 근현대사를 바꾼 '세계의 리더' 232

   1. 한 시대를 풍미했던 지도자 232

   2. 미국 대통령 '로널드 레이건' 233

   3. 영국 총리 '마거릿 대처' 235

   4. 제1~2차 세계대전 거목들 236

   5. 조선시대 최장수 임금 영조 238

참고문헌 240

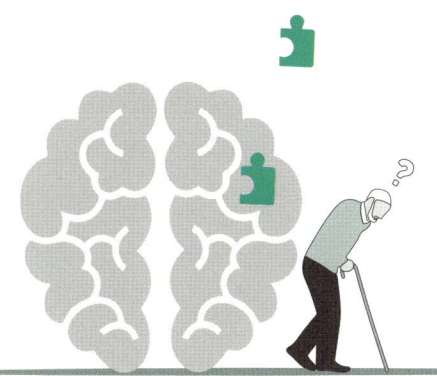

제1부

치매란 무엇인가?

"뇌는 단순히
지식을 저장하는 용기로 여겨져서는 안 되며,
우리 삶에서 창의적이고 비판적인 사고를 가능하게 하는
살아 있는 도구로 인식되어야 한다."

– 윌리엄 제임스(William James), 미국 심리학자

1
인류와 함께해 온 치매

인류의 역사 속에서 치매는 오랫동안 우리와 함께했다. 비록 현대적 의미의 정의나 명칭은 없었지만, 고대부터 많은 기록에서 그 흔적을 찾아볼 수 있다.

기원전 2000년경, 이미 고대 이집트인들은 노화에 따른 기억력 감퇴 현상을 인식하고 있었다. 특히 기원전 2500년경의 이집트 재상이자 철학자였던 피타 호테프Ptah-hotep는 한 노인의 상태를 기록하며 "매일 밤 점점 더 어린아이처럼 변해간다"라는 글을 남겼다.

고대 그리스와 로마 시대에도 치매와 관련된 기록들이 남아있다. 피타고라스Pythagoras, 기원전 570~495는 노년기를 정신과 육체의 쇠퇴기로 보았으며, 일부 노인들의 인지 능력이 유아기 수준으로 돌아가는 현상을 관찰했다.

히포크라테스Hippocrates, 기원전 460~370는 한 걸음 더 나아가 인지장

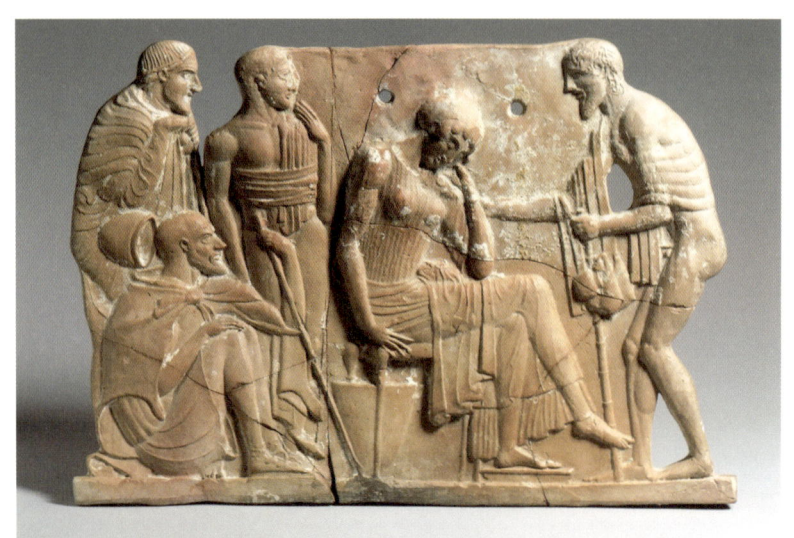

치매에 대한 기록이 남아있기 전부터, 치매라는 질병은 오랫동안 인류 역사와 함께 해왔다.

애가 뇌 손상과 연관되어 있다는 선구적인 견해를 제시했다. 플라톤 기원전 428~347 역시 노화 과정에서 나타나는 정신 기능의 저하가 자연스러운 현상이며, 이것이 치매의 주된 원인이 될 수 있다고 설명했다.

로마의 저명한 의사 갈렌Claudios Galenos,129~200은 서기 175년경의 저술에서 80세 무렵이 되면 많은 노인들이 새로운 학습에 어려움을 겪기 시작한다는 세심한 관찰을 남겼다. 이러한 고대의 기록들은 치매에 대한 인류의 오랜 이해와 관심을 보여주는 귀중한 증거가 되고 있다.

중세 시대의 비극적 치매 인식

중세 시대에는 치매와 유사한 증상을 보이는 질환들을 '정신적 고통'으로 여겼으며, 많은 이들이 이를 신의 뜻이나 마법의 결과로 해석했다.

1486년, 로마 가톨릭교회 도미니쿠스 수도회의 사제인 하인리히 크래머Heinrich Kramer와 야코프 슈프렝거Jacob Sprenger가 『마녀의 망치』를 출간했다. 이 책은 교황 인노첸시오 8세의 인준을 받은 마녀사냥 지침서로, 마녀를 식별하는 기준과 재판 및 형의 집행에 관한 상세한 내용을 담고 있었다. 이 책이 등장한 후, 마녀사냥으로 인해 수많은 무고한 생명이 화형을 당하는 비극이 일어났다.

『마녀의 망치』에서 제시한 기준에 따라 마녀로 지목된 이들은 주로 정신질환을 앓고 있던 사람들이었다. 특히 편집증, 조현병, 뇌전증 등의 증상을 보이는 여성들이 많았다. 단순히 정신적 불안 증세를 보인다는 이유만으로, 이들은 마녀사냥의 희생양이 되어 중세 유럽 곳곳에서 화형당하는 비극적 운명을 맞이했다.

'디멘시아'라는 용어의 첫 등장

오늘날 우리가 사용하는 '치매'를 의미하는 '디멘시아dementia'라는 용어가 역사상 처음 등장한 것은 서기 600년경이었다. 스페인 세비

야의 대주교였던 성 이시도르Saint Isidore, Archbishop of Seville, 560~636가 자신의 저서 『어원학Etymologiae』에서 'dementia'라는 단어를 최초로 기록했다.

이 용어는 라틴어에 뿌리를 두고 있다. '박탈' 또는 '상실'을 의미하는 접두사 'de'와 '정신'을 뜻하는 어근 'ment', 그리고 '상태'를 나타내는 접미사 'ia'가 결합된 단어다. 성 이시도르는 이를 통해 치매를 '정신이 부재한 상태'out of mind로 정의했다.

근대에 들어서며 치매는 보다 과학적인 관점에서 연구되기 시작했다. 1797년 프랑스의 의사 필립 피넬Philippe Pinel, 1745~1826이 치매를 의학용어로 처음 도입했으며, 그의 제자 장 에티엔 에스퀴롤Jean-Étienne Esquirol, 1772~1840은 "치매는 뇌 질환으로 인해 분별력, 지능, 의지에 장애가 나타나는 것이며, 즐기던 기쁨을 잃게 되는 상태"라고 자세히 설명했다.

19세기 중반에 이르러 정신의학이 발전하면서, 치매는 더욱 구체적인 질병으로 인식되기 시작했다. 특히 치매의 가장 흔한 원인인 알츠하이머병Alzheimer's Disease은 1907년 독일의 정신과 의사 알로이스 알츠하이머Alois Alzheimer, 1864~1915 박사에 의해 처음 보고되었다.

1910년, 독일의 정신과 의사 에밀 크레펠린Emil Kraepelin, 1856~1926은 치매를 노인성 치매senile dementia와 초로기 치매presenile dementia로 구분했다. 그는 초로기 치매의 특징적인 병리 소견을 발견한 자신의 제자 알츠하이머의 이름을 따서 이 질환을 '알츠하이머병'이라고 명

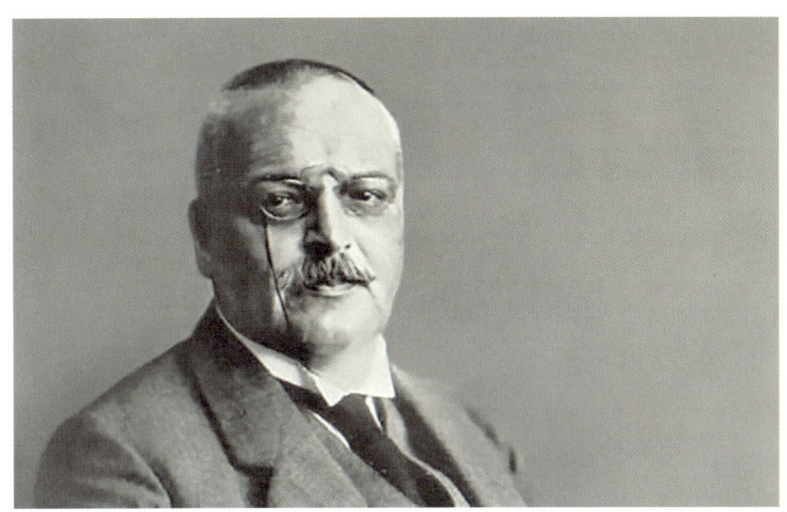
알츠하이머병은 독일의 정신과 의사인 알로이스 알츠하이머 박사에 의해 최초로 보고되었다.

명했다.

알츠하이머병을 비롯한 다양한 형태의 치매가 연구되면서, 이 질환에 대한 의학계의 이해는 더욱 깊어졌다. 고대로부터 이어져 온 풍부한 기록들은 치매가 단순한 기억 상실을 넘어선 복합적인 인지기능 저하 증후군이라는 것을 이해하는 데 큰 도움을 주었다. 이러한 역사적 발견들은 현대 치매 연구와 치료의 귀중한 토대가 되고 있다.

일본의 '인지증認知症' 개명과 인식의 변화

'치매癡呆'라는 용어는 19세기 후반, 일본의 개화기에 정신의학자

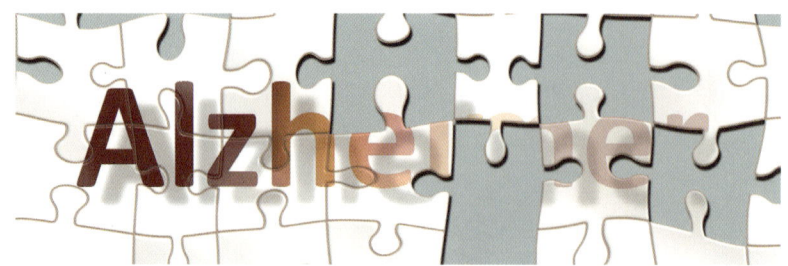

우리나라에서 치매 질환의 명칭이 일본처럼 바뀐다 할지라도 긴 세월 동안 깊게 뿌리 박힌 사회적 편견이 사라지려면 오랜 시간과 노력이 필요할 것이다.

이자 역사학자인 쿠레 슈우조呉秀三, 1865~1932가 라틴어 의학용어 'dementia'의 어원을 반영하여 '癡呆'라는 한자로 번역하면서 시작되었다.

한자 문화권에서는 같은 한자도 나라마다 다르게 읽는다. '癡呆'는 우리나라에서는 '치매', 일본에서는 '치호ちほう', 중국에서는 '츠다이 chīdāi'로 발음한다.

치매라는 단어는 어리석을 치癡와 어리석을 매呆로 구성되어 부정적 의미가 중복되어 있다. 치癡 자는 알 지知와 병들어 기댈 녁疒이 결합되어 '지능, 지성이 병들었다'는 뜻을 담고 있으며, 매呆자는 사람이 멍하니 있는 모습을 형상화한 글자다.

현재 대만에서는 치매를 실지증失知症, 홍콩에서는 뇌퇴화증으로 부르고 있다. 특히 일본은 2004년 국민적 합의를 통해 '치매癡呆'라는 용어를 공식 용어에서 제외했다. 이는 이 한자어가 지닌 부정적 이미지로 인해 치매 환자들이 차별을 받는다는 문제의식 때문이었다.

일본은 국민 공모를 통해 '인지증認知症'을 새로운 공식 용어로 채택

했고, 정부와 시민들의 적극적인 노력으로 이 용어가 자연스럽게 정착되었다. 이러한 변화로 인해 일본에서는 인지증이 더 이상 숨겨야 할 가족의 질병이 아닌, 일상적으로 마주할 수 있는 노인성 질환으로 받아들여지고 있다.

'은폐 질환'에서 벗어나야 할 때

치매에 대한 사회적 인식은 여전히 개선이 필요한 상황이다.

2012년 국제알츠하이머병협회가 실시한 설문 조사에 따르면, 치매 환자의 24%가 진단 사실을 숨긴 것으로 나타났다. 주된 이유는 사회적 낙인이었다. 응답자들은 치매 진단 사실이 알려진 후 자신의 의견이 무시되거나 대화가 거절당한 경험이 있다고 답했다. 40%는 치매로 인한 차별을 경험했으며, 23%는 진단 이후 친구 관계가 단절되었다고 응답했다. 특히 75%가 치매에 대한 사회적 낙인이 존재한다고 인식하고 있었다. 세계보건기구WHO는 2002년 낙인을 '개인이나 집단이 부당하게 수치심을 느끼고, 배제되며 차별받는 과정'이라고 정의했다.

국내 연구에서도 비슷한 결과가 나타났다. 2014년 치매 인식도 조사에서 일반인의 70%가 치매에 대해 부정적 인식을 가진 것으로 조사되었다. 이러한 인식 부족으로 인한 사회적 낙인은 환자들의 적극적인 치료를 방해하고, 조기진단과 치료를 지연시키고 있다. 보건복지부가 2021년 실시한 조사에서 국민의 43.8%가 치매라는 용어에 거부감을 표했고, 같은 해 국립국어원 조사에서는 50.8%가 다른 용어로의 대체가 필요하다고 답했다. 특히 '인지저하증'으로의 변경안이 가장 높은 선호도를 보였다.

제21대 국회에서는 여러 의원들이 치매관리법 개정안을 발의했다. 김두관 의원 인지저하증, 이종성 의원 인지흐림증, 김희곤 의원 인지증, 한준호 의원 인지이상증, 김윤덕 의원 신경인지장애, 김주영 의원 뇌인지저하증 등이 각각 다른 대체 용어를 제안했다.

이전에도 질병 명칭 개선 사례가 있었다. 2011년 '정신분열증'이 '조현병'으로, 2014년 '간질'이 '뇌전증'으로 변경되었다. 조현병으로의 변경은 3년, 뇌전증으로의 변경은 4년이 걸렸다.

하지만 '치매' 명칭 변경에 대해서는 의견이 엇갈린다. 제21대 국회에서 6차례 시도했으나 아직 성과를 거두지 못했다. 대한의사협회는 용어 변경보다 치매안심센터를 통한 인식 개선이 더 중요하다는 입장이다.

치매로 인한 차별과 고통을 경험한 당사자와 가족들의 목소리를 고려할 때, 법 개정의 필요성이 제기된다. 다만 일본처럼 명칭이 변경되더라도, 오랫동안 형성된 사회적 편견을 없애기 위해서는 더 많은 시간과 노력이 필요할 것이다.

* 참고: 히트뉴스 2024. 02. 13, 뉴스퀘스트 2024. 02. 19, 디멘시아뉴스 2020. 10. 08, 2017. 03. 29, 메디게이트 뉴스 2019. 01. 22, 라포르시안 2016. 09. 13

2
치매는 어떤 병인가?

치매, 우리가 함께 이해하고 극복해야 할 동반자

치매는 천천히 지워지는 그림처럼, 우리의 소중한 기억과 일상을 조금씩 앗아가는 질환이다. 단순한 기억력 저하를 넘어서, 우리의 인지능력과 일상생활 전반에 깊은 영향을 미치는 이 질환은 현대 사회에서 가장 주목받는 건강 문제 중 하나로 자리 잡았다.

치매의 본질을 이해하기 위해서는 먼저 우리 뇌의 작동 방식을 살펴볼 필요가 있다. 건강한 뇌에서는 수천억 개의 신경세포들이 서로 긴밀하게 연결되어 정보를 주고받는다. 이는 마치 거대한 통신망과도 같아서, 우리의 기억, 감정, 판단, 행동 등 모든 정신 활동의 기초가 된다. 치매가 발생하면 이러한 정교한 신경망이 조금씩 무너지기 시작한다. 가장 흔한 형태인 알츠하이머병의 경우, 베타아밀로이드라는 단백질이 뇌에 쌓이면서 신경세포들 사이의 소통을 방해한다.

치매의 초기 증상은 매우 미묘하게 시작된다. 처음에는 최근의 일을 잘 기억하지 못하거나, 물건을 둔 장소를 자주 잊어버리는 정도로 나타난다. 이런 증상은 나이가 들면서 자연스럽게 나타날 수 있는 건망증과 비슷해 보일 수 있다. 하지만 치매는 단순한 건망증과는 달리, 시간이 지날수록 증상이 점점 심해지는 특징이 있다.

중기에 접어들면 일상생활에 어려움이 생기기 시작한다. 익숙한 길을 잃어버리거나 간단한 계산도 어려워지며, 옷 입기나 식사하기와 같은 기본적인 활동에도 도움이 필요할 수 있다. 이 시기에는 감정조절도 어려워져 갑자기 화를 내거나 우울해지는 등의 변화가 나타날 수 있다.

말기가 되면 거의 모든 일상생활에 도움이 필요하게 된다. 가족도 알아보지 못하게 되고, 의사소통이 거의 불가능해지며, 보행이나 식사도 혼자서는 하기 어려워진다. 이 시기에는 환자뿐만 아니라 가족들도 큰 어려움을 겪게 된다.

하지만 치매는 더 이상 절망적인 질병이 아니다. 조기발견과 적절한 치료를 통해 증상의 진행을 늦출 수 있으며, 환자와 가족의 삶의 질을 크게 향상시킬 수 있다. 특히 최근에는 다양한 치료법과 케어시스템이 발전하면서 치매 환자들도 존엄성을 잃지 않고 살아갈 수 있게 되었다.

치매 예방을 위해서는 건강한 생활습관이 매우 중요하다. 규칙적인 운동, 균형 잡힌 식사, 충분한 수면, 활발한 사회활동, 그리고 지속적인 두뇌 자극이 도움이 된다. 특히 고혈압, 당뇨병, 고지혈증과 같은 만성질환을 잘 관리하는 것도 치매 예방에 큰 도움이 된다.

치매는 더 이상 개인이나 가족만의 문제가 아닌 사회적 과제가 되었다. 고령화 사회로 접어들면서 치매 환자는 계속 증가하고 있으며, 이에 따른 사회적 비용도 늘어나고 있다. 따라서 치매에 대한 올바른 이해와 함께, 환자와 가족을 지원하는 사회적 시스템 구축이 매우 중요하다.

우리나라는 현재 전국적으로 치매안심센터를 운영하고 있으며, 치매 환자와 가족들을 위한 다양한 지원프로그램을 제공하고 있다. 치매 검진, 예방 교육, 인지 재활 프로그램, 돌봄 서비스 등을 통해 치매 환자와 가족들의 부담을 덜어주고 있다.

무엇보다 중요한 것은 치매에 대한 사회적 인식의 개선이다. 치매는 더 이상 숨기거나 부끄러워할 질병이 아니다. 오히려 적극적으로 예방하고 관리해야 할 건강 문제이다. 치매 환자와 가족들이 편견 없이 당당하게 살아갈 수 있는 사회를 만드는 것, 그것이 우리 모두의 과제일 것이다.

치매는 우리 모두가 함께 극복해 나가야 할 도전 과제이다. 환자와 가족, 의료진, 그리고 사회 구성원 모두가 서로를 이해하고 배려하며, 함께 노력할 때 치매로 인한 어려움을 슬기롭게 극복할 수 있을 것이다.

3
치매의 유형 알아보기

치매는 다양하게 구분되지만, 일반적으로 세 가지 주요 유형이 있다.

'알츠하이머병'Alzheimer's disease은 가장 흔한 형태로, 기억력, 사고력, 언어능력 등에 영향을 미친다. 뇌의 신경세포가 점진적으로 손상되어 가며, 초기에는 단기 기억 상실이 주로 나타난다. '혈관성 치매'Vascular Dementia는 뇌의 혈류에 문제가 생겨 발생하며, 뇌졸중이나 미세한 혈관 손상이 주원인이다. 인지기능이 점진적으로 저하되며, 종종 기억력뿐만 아니라 사고 및 판단 능력도 영향을 받는다. '루이소체 치매'Lewy Body Dementia는 알츠하이머병과 파킨슨병의 증상이 혼합된 형태로, 인지기능 저하와 함께 환각, 움직임 문제 등이 나타난다. 신경세포 내에 '루이소체'라는 비정상적인 단백질 덩어리가 형성되는 것이 특징이다. 이외에도 치매의 초기 단계인 '경도인지장애'

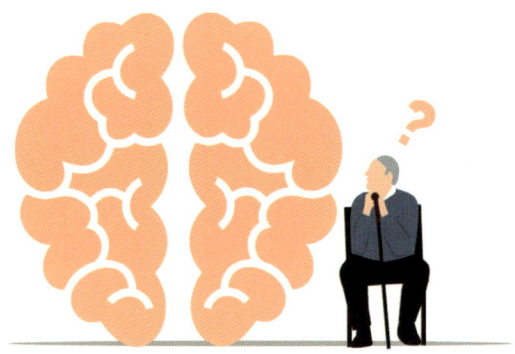

치매의 유형에는 알츠하이머병, 혈관성 치매, 루이소체 치매, 경도인지장애 등이 있다.

가 있다. 각 유형은 증상과 진행 방식이 다르므로, 적절한 진단과 치료가 중요하다.

1) 알츠하이머병 Alzheimer's disease

알츠하이머병은 치매를 일으키는 가장 흔한 퇴행성 뇌질환으로, 1907년 독일의 정신과 의사인 알로이스 알츠하이머 Alois Alzheimer 박사에 의해 최초로 보고되었다. 알츠하이머병은 서서히 발병하여 점진적으로 진행되는 특징이 있다.

전체 치매 환자의 50~60% 정도가 알츠하이머병에 의한 치매 증상을 보이는 것으로 알려져 있다. 특히 치매를 앓는 고령자들의

60~80%는 알츠하이머병으로 인해 치매를 경험한다.

알츠하이머병은 치매의 한 유형으로, 기억력, 사고력, 판단력 및 학습 능력 등 정신 기능이 서서히 쇠퇴한다. 알츠하이머병은 이상 단백질아밀로이드 베타 단백질, 타우 단백질이 뇌 속에 쌓이면서 뇌의 신경세포가 서서히 죽어가는 퇴행성 신경 질환이다. 여기서 퇴행성이란 정상적인 사람이 나이가 들면서 세포가 손상되어 점차 증세가 나타나는 것을 말한다.

초기에는 최근 일에 대한 기억력에서 문제를 보이다가 진행하면서 언어기능이나 판단력 등 다른 여러 인지 기능의 이상을 동반하게 되다가 결국에는 모든 일상생활 기능을 상실하게 된다.

알츠하이머병은 그 진행 과정에서 인지 기능 저하뿐만 아니라 성격 변화, 우울증, 망상과 환각, 공격성 증가, 수면 장애 등의 정신행동 증상이 흔히 동반되며 말기에 이르면 경직, 보행 이상 등의 신경학적 장애와 감염과 욕창 등 신체적인 합병증까지 나타나게 된다.

알츠하이머병은 대략 65세 이후이지만 드물게는 40~50대에서도 발생한다. 발병 연령에 따라 65세 미만에서 발병한 경우를 초로기 알츠하이머병, 65세 이상에서 발병한 경우를 노년기 알츠하이머병으로 구분한다.

2) 혈관성 치매 Vascular dementia

'혈관성 치매'는 알츠하이머병 다음으로 흔한 치매의 원인 질환이다. 혈관성 치매란 뇌혈관 질환에 의하여 뇌세포가 손상되고, 이에 따라 치매가 발생하는 증후군을 말한다.

혈관성 치매의 원인은 대체로 뇌졸중 뇌출혈과 뇌경색 포함에서 찾을 수 있는데, 이러한 뇌졸중은 소수의 큰 뇌졸중 또는 다수의 작은 뇌졸중으로 나타난다.

뇌혈관 질환과 직접적인 관련이 있다는 뇌 영상 검사에서 뚜렷한 증거가 있을 때 혈관성 치매로 진단한다. 뇌혈관 질환은 크게 뇌출혈과 뇌경색으로 나눌 수 있는데, 두 질환 모두 치매를 일으킨다. 일반적으로 출혈성 치매보다는 경색성 치매가 더 흔하다.

혈관성 치매의 증상은 일반적인 치매와 유사하다. 혈관성 치매는 수행 기능이나 언어기능 등 다른 영역의 인지 장애가 상대적으로 빠른 시기에 나타날 수 있다. 뇌졸중이 어느 순간 갑자기 발생하듯이 혈관성 치매도 치매 증상이 비교적 갑자기 나타난다. 이후 서서히 호전되고 다시 악화하는 경과를 보인다.

혈관성 치매 환자는 알츠하이머병에 비해 걸음걸이가 더 불편하고 말이 어눌하며 한쪽에 마비가 있는 경우가 많다. 그러나 뇌 속의 작은 혈관들이 조금씩 막혀 들어갈 때 환자는 뇌졸중의 증상들을 간과할 수 있다. 이 경우는 치매 증상이 서서히 진행되므로 알츠하이머병과 구별하기 쉽지 않다.

3) 루이소체 치매 Lewy body

듣기에도 생소한 '루이소체 치매'는 어떤 질환일까? 1990년대 들어 영국 뉴캐슬 대학서 치매 환자들의 부검을 진행하면서 15~20% 정도의 환자가 루이소체 치매를 앓았다는 사실을 확인했다.

알츠하이머병과 루이소체 치매의 인지기능 저하 패턴은 다른 양상을 보인다. 루이소체 치매가 다른 치매와 구분되는 가장 큰 특징은 파킨슨병 증상을 동반한다. 루이소체 치매는 알츠하이머와 달리 천천히 진행하는 것이 아니라 증상이 갑자기 나빠지기도 한다. 또 루이소체 치매는 알츠하이머와 달리 기억력보다 집중력이 떨어진다. 잠꼬대, 후각 기능 저하, 어지럼증, 변비 등 다양한 증상들이 생기는 병이다.

루이소체 치매는 파킨슨병 증상이 동반된다는 것 때문에 파킨슨병 치매와 혼동할 수 있다. 하지만 파킨슨병과 차이점이 있다. '루이소체 치매의 파킨슨 증상'은 손 떨림 증상이 보이지 않는 경우가 많다. 루이소체 치매는 치매 증상이 먼저 생기고 나서 파킨슨 증상이 나타나거나 거의 동시에 나타나는 특징을 보인다. 그리고 루이소체 치매는 파킨슨병 대표 증상인 보행 장애·떨림 등 운동기능 저하와 함께 또 다른 특징으로 인지기능 저하 증상이 나타난다. 따라서 주의를 인식하지 못하거나 얼이 빠져 보이는 등 주의력·명료함에 심각한 장애를 보인다. 더욱이 반복적으로 사람·동물 등 헛것을 보는 환시나 환각을 겪게 되는데, 다른 치매들과 달리 이러한 증상이 초기부터 발생하고 밤에 증상이 심해지는 것이 특징이다. 특히 증상이 심하면 '먹을 것을

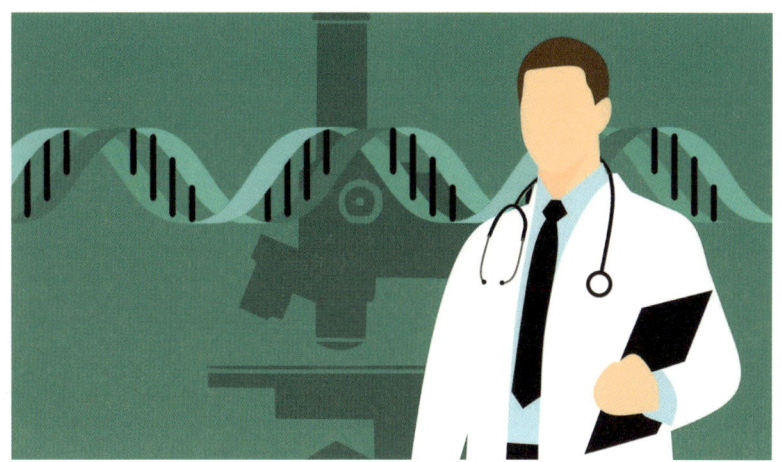

치매 증상은 점진적으로 진행되므로, 초기 증상을 인지하고 전문가의 도움을 받는 것이 중요하다.

주지 않고 굶긴다. 나를 죽이려고 한다. 누가 내 물건을 빼앗아 갔다' 등 망상으로 남을 의심하는 증상까지 나타난다. 다만 지속적으로 유지되는 것이 아니라 증상의 기복에 따라 정상과 비정상을 반복한다.

루이소체 치매의 경우 다른 치매 질환과는 다르게 파킨슨 증상과 신경정신 증상이 공존함으로써 각각의 증상을 치료하는 약제들이 오히려 동반된 다른 증상을 악화시키는 부작용이 있어 치료에 한계가 많다.

4) 경도인지장애 mild cognitive impairmen

'경도인지장애'는 전반적인 인지기능이나 일상생활에는 장애가 없

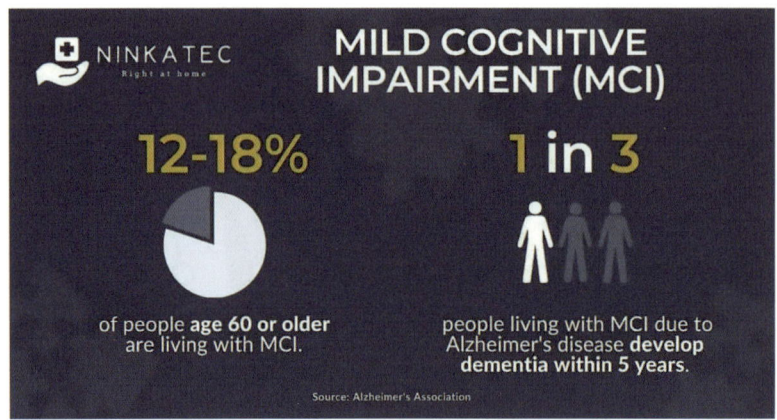

경도인지장애에 대한 전문적인 진단은 치매를 조기에 발견, 치료할 수 있다.

기에 치매는 아니지만 기억력을 비롯한 인지기능의 감퇴가 분명한 상태cognitively impaired not demented: CIND를 말한다. 즉, '경도인지장애'는 동일 연령대에 비해 인지기능, 특히 기억력이 떨어져 있는 상태이며, 일상생활을 수행하는 능력은 보존되어 있어 아직은 치매가 아닌 상태를 의미한다.

주위에서 보기에는 별다른 이상이 없는 것 같은데 주관적으로는 기억력이나 다른 인지기능의 감퇴를 뚜렷하게 느낀다.

경도인지장애 초기에는 주로 자기 스스로만 인지기능 저하를 느끼고 주변에서는 거의 눈치채지 못하는 경우가 많다. 또한 경도인지장애 후반기에는 주변에서 인지 저하 증상을 알아보지만, 웬만한 일상생활은 혼자 할 수 있어 정상 노화와 치매의 중간 단계라고 할 수 있다.

경도인지장애는 알츠하이머병으로 이행할 수 있는 고위험군으로 지목되고 있다. 인지기능이 점차 저하되어 치매로 진행하게 되면 혼자 집안일이나 외부 활동을 적절히 유지하기가 어려워지고, 점차 악화되면 식사를 챙겨 먹거나 옷을 갈아입고 산책하는 것도 힘들어져 가족의 돌봄이 필요해진다. 경도인지장애를 가볍게 넘기지 말아야 하는 이유이다.

정상 대조군이 매년 1~2%의 비율로 치매로 전환되는 데 비해, 경도인지장애에 속하는 환자는 매년 10~15%의 비율로 치매, 특히 알츠하이머병으로 이행된다. 경도인지장애 상태는 알츠하이머병을 가장 이른 시기에 발견할 수 있는 단계이며 치료 효과를 극대화할 수 있다는 점에서 임상적으로 매우 중요하다.

따라서 경도인지장애에 대한 전문적인 진단 평가는 치매를 조기에 발견하여 치료함으로써 치매 환자와 가족의 정신적 경제적 손실을 최소화할 수 있는 가장 효과적인 방법이다.

인지기능 상태를 정확히 파악하기 위해 기억력, 주의 집중력, 시공간 구성능력, 언어능력, 판단력 등을 종합적으로 평가하는 신경인지기능 검사가 필요하다. 이들 검사에서 경도인지장애로 진단되면 어떤 요인이 경도인지장애를 유발하는지 원인을 통합적으로 파악해 교정 가능한 요소를 찾아 교정하려는 노력이 필요하다.

아울러 질환이 더 진행하지 않는지 확인하기 위해 1년마다 정기적으로 인지기능 검사를 받고, 이를 통해 장기적인 치매 관리 계획을 세워야 한다.

* 참고: 이코노미조선 2024. 07. 10, 히트뉴스 2023. 02. 15, 메디컬타임스 2022. 12. 21, 2018. 09. 04

제2부

치매의 위험 신호

"우리의 뇌는 사용하지 않으면 쇠퇴하지만,
끊임없이 도전하고 자극하면
무한한 가능성을 만들어낸다."

– 존 레이티(John J. Ratey), 미국 정신과 의사

① 치매와 관련된 뇌 변화

1) 뇌에 독성물질 축적

우리의 뇌는 참으로 신비롭고 복잡한 기관이다. 특히 치매라는 질환을 이해하기 위해서는 뇌의 변화를 자세히 들여다볼 필요가 있다. 오래된 도시가 서서히 쇠퇴하듯, 치매가 진행되면서 우리의 뇌도 점진적인 변화를 겪게 된다.

가장 먼저 눈에 띄는 것은 신경세포들의 감소다. 우리의 소중한 기억을 저장하는 해마에서부터 시작된 변화는 물결처럼 대뇌피질로 퍼져나간다. 건강한 뇌에서는 수많은 신경세포들이 서로 긴밀하게 소통하며 정보를 주고받지만, 치매가 진행되면서 이 소통의 다리가 하나둘 무너져 내린다.

특히 주목할 만한 것은 베타아밀로이드라는 단백질의 축적이다. 이는 마치 도시의 쓰레기가 제대로 처리되지 못하고 거리에 쌓이는 것과 비슷하다. 이렇게 쌓인 단백질은 신경세포들 사이의 소통을 방해하고, 뇌 조직에 염증을 일으켜 더 큰 손상을 초래한다.

뇌 속에서는 또 다른 변화도 일어나는데, 타우 단백질이라는 물질이 비정상적으로 변형되어 신경세포 내부에 쌓이는 현상이다. 이는 도시의 교통 체계가 망가지는 것과 같아서, 세포 내부의 물질 운반과 구조 유지에 심각한 문제를 일으킨다.

치매가 진행됨에 따라 뇌의 변화는 더욱 광범위해진다. 초기에는 기억을 담당하는 부위에 국한되었던 변화가 점차 언어, 판단력, 감정 조절을 담당하는 영역으로 확산된다.

특히 혈관의 변화도 주목할 만하다. 뇌로 가는 혈관들이 좁아지거나 막히면서 산소와 영양분의 공급이 줄어들고, 이는 다시 뇌세포의 손상을 가속화한다. 도시의 수도관이 낡아 물 공급이 원활하지 못한 것처럼, 뇌의 에너지 공급망이 서서히 무너지는 것이다.

이러한 변화들은 서로 복잡하게 얽혀있어, 하나의 문제가 다른 문제를 악화시키는 악순환을 만들어낸다. 하지만 우리 몸에는 이러한 변화에 대항하는 방어 기제도 있다. 면역 세포들은 끊임없이 손상된 부위를 복구하려 노력하지만, 때로는 이러한 방어 반응이 오히려 염증을 악화시키기도 한다.

이처럼 치매로 인한 뇌의 변화는 매우 복잡하고 다양한 양상을 보인다. 하지만 이러한 변화들을 이해하는 것은 새로운 치료법을 개발하고, 예방법을 찾아내는 데 큰 도움이 된다. 우리의 뇌를 지키기 위해서는 이러한 변화들을 더 깊이 이해하고, 조기에 발견하여 대처하는 것이 무엇보다 중요하다.

2) 뇌 축소는 전조현상

나이가 들면 노화 때문에 뇌가 조금씩 위축된다. 보통 성인 뇌의 부피는 최대 1,350cc 정도지만, 세월이 흐르면 부피가 점점 줄어들어 65세가 되면 20세와 비교해 10% 정도 줄어든다. 나이가 들면서 뇌가 줄어드는 이유는 신경세포 수상돌기가 줄고 신경세포 간에 신호를 전달하는 시냅스 연결이 감소하기 때문이다.

노화에 따른 뇌 기능 감소는 뇌 신경전달물질의 변화, 신경세포 자체의 변화, 시간 경과에 따라 뇌에 축적되는 독성 물질, 뇌로의 혈류 변화, 유전적 변화와 같은 여러 요인으로 기인한다.

알츠하이머병 환자는 증세가 나타나기 최장 10년 전부터 관련 뇌 부위들이 축소되기 시작한다는 연구 결과가 나왔다. 2011년 4월 13일, 미국 러시대학Rush University 메디컬센터와 매사추세츠 종합병원 MGH 연구팀은 "인지기능이 정상인 70대 남녀 65명을 대상으로 자기공명영상MRI으로 뇌스캔을 하면서 7~11년 동안 지켜본 결과 이러한 사실이 밝혀졌다"고 AFP통신 등이 보도했다.

조사 기간에 '뇌 위축'이 가장 크게 나타난 상위 3분의 1그룹에서

55%가 치매가 발생했으며 이에 비해 뇌 위축이 가장 적게 나타난 하위 3분의 1그룹에서는 치매 발생이 한 명도 없었다. 뇌 위축 중간 그룹은 치매 발생률이 약 20%로 나타났다.

전체적으로 러시대학 메디컬센터에서는 참가자 32명 중 7명, 매사추세츠 종합병원에서는 참가자 33명 중 8명이 후에 치매증세가 나타났다. 치매증세가 나타난 사람들의 경우 특히 치매와 연관이 있는 것으로 알려진 뇌 부위들인 내측두엽_{대뇌반구의 양쪽 가에 있는 부분으로 청각 연합 영역과 청각피질이 있어 청각 정보의 처리를 담당}, 측두극_{대뇌의 관자엽에서 가장 앞쪽으로 튀어나온 부분}, 상전두이랑_{전두엽의 가장 위쪽에 위치} 등에서 피질이 줄어드는 위축 현상이 두드러지게 나타났다.

2 치매를 부르는 생활습관

1) 신체 활동 부족

장시간의 좌식 생활과 신체 활동 부족은 천천히 진행되는 시한폭탄처럼 우리 뇌 건강을 위협하는 요소들이다. 이러한 생활습관이 어떻게 치매 위험을 높이는지 자세히 살펴보자.

지나치게 오래 앉아있는 생활은 뇌로 가는 혈류량을 감소시킨다. 움직임이 부족한 우리 몸에서는 혈액순환이 원활하지 않아 뇌가 필요로 하는 산소와 영양분 공급이 줄어든다. 특히 하루 8시간 이상 앉아있는 경우, 인지기능 저하 위험이 크게 증가한다는 연구 결과들이 있다.

규칙적인 운동의 부재는 더욱 심각한 문제를 일으킨다. 운동은 뇌의 혈류량을 증가시키고 새로운 신경세포의 생성을 촉진하는데, 이러한 자극이 없으면 뇌의 가소성이 저하되고 인지 예비력이 감소한다. 뇌의 가소성이란 우리 뇌가 변화하고 적응하는 능력을 말한다. 새로운 것을 배우면 뇌 속 신경세포들은 새로운 연결을 만들고, 자주 사용하는 연결은 더 강해진다. 반대로 사용하지 않는 연결은 점차 약해진다. 사용하지 않는 근육이 위축되는 것과 같은 현상이다.

일상적인 신체 활동의 부족도 간과할 수 없다. 걷기, 계단 오르기, 집안일과 같은 가벼운 활동들도 뇌 건강에 중요한 역할을 한다. 이러한 활동들이 부족하면 체력이 저하될 뿐만 아니라, 뇌가 받는 자극도 크게 줄어들게 된다.

특히 우려되는 것은 과도한 TV 시청이나 스마트폰 사용이다. 이는 단순히 신체 활동을 줄이는 것을 넘어서, 눈의 피로, 수면 장애, 목과 어깨의 통증 등 다양한 건강 문제를 일으킨다. 더구나 스마트폰의 블루라이트는 수면 호르몬인 멜라토닌의 분비를 억제하여 수면의 질을 떨어뜨리고, 이는 다시 뇌 건강에 부정적인 영향을 미친다.

다행히도 이러한 문제들은 생활습관의 개선을 통해 예방할 수 있다. 매시간 5분씩이라도 일어나 걷거나 스트레칭을 하고, 하루 30분 이상의 중간 강도 운동을 규칙적으로 하는 것만으로도 큰 변화를 만들 수 있다. 특히 걷기, 수영, 자전거 타기와 같은 유산소 운동은 뇌 건강에 매우 효과적이다.

또한 TV나 스마트폰 사용 시간을 줄이고, 대신 실외 활동이나 취미 생활을 늘리는 것도 좋은 방법이다. 이는 단순히 신체 활동량을 늘리는 것을 넘어서, 새로운 경험과 사회적 교류를 통해 뇌에 긍정적인 자극을 주는 효과가 있다.

2) 식습관 문제

우리의 식습관은 뇌 건강에 직접적인 영향을 미친다. 자동차에 어떤 연료를 넣느냐가 성능을 좌우하듯, 우리가 먹는 음식은 뇌의 기능과 건강을 결정짓는 중요한 요소다.

고지방, 고염분 식사

고지방, 고염분 식사의 위험성부터 살펴보자. 포화지방과 염분이 많은 음식은 혈관을 손상시키고 혈압을 높인다. 이는 뇌로 가는 혈관을 서서히 망가뜨리고, 뇌에 충분한 영양과 산소가 공급되지 못하게 한다.

우리가 매일 즐기는 기름진 음식과 짭짤한 맛의 유혹은 생각보다 더 큰 위험을 숨기고 있다. 이러한 식습관은 우리의 뇌 건강을 서서히, 그러나 확실하게 위협하고 있는 것이다.

고지방 식사는 우리 몸의 혈관을 서서히 막아간다. 포화지방이 혈관벽에 쌓이면서 혈류가 원활하지 못하게 되고, 이는 뇌로 가는 영양분과 산소의 공급을 방해한다. 특히 동물성 포화지방의 과다 섭취는 뇌의 염증 반응을 촉진하여 인지기능 저하를 가속화하는 원인이 된다.

고염분 식사 역시 우리 뇌에 조용한 위협이 된다. 과다한 염분 섭취는 혈압을 상승시키고, 뇌의 미세혈관을 손상시킨다. 오랜 시간 이러한 상태가 지속되면 작은 뇌졸중이 반복적으로 발생할 수 있고 이는 혈관성 치매의 위험을 높이게 된다.

더욱 우려되는 것은 이러한 식습관이 인슐린 저항성을 증가시킨 다는 점이다. 고지방, 고염분 식사는 우리 몸의 인슐린 기능을 방해 하고, 이는 뇌세포가 포도당을 효율적으로 사용하지 못하게 만든다. 우리의 뇌는 필요한 에너지를 제대로 사용하지 못하게 되는 것이다.

채소와 과일 섭취 부족

채소와 과일은 우리 뇌를 위한 천연 영양제다. 이들이 부족한 식단 은 뇌 건강에 필요한 중요한 보호막을 잃어버리는 것과 같다. 특히 채 소와 과일에 풍부한 항산화 물질은 우리 뇌의 든든한 방패 역할을 한 다. 비타민 C, E, 베타카로틴과 같은 항산화 영양소들은 마치 경비병 처럼 뇌세포를 공격하는 유해 물질들을 막아내는데, 이러한 보호막이 없으면 뇌는 산화스트레스에 그대로 노출되게 된다.

색깔이 다양한 채소와 과일에는 각기 다른 파이토케미컬이 들어있 다. 보라색 포도의 레스베라트롤, 시금치의 엽산, 당근의 베타카로틴 등은 모두 뇌 건강에 중요한 역할을 한다. 이들이 부족하면 뇌의 보호 시스템이 불완전해진다.

섬유소의 부족도 간과할 수 없는 문제다. 채소와 과일의 섬유소는 장내 미생물의 균형을 유지하는 데 도움을 준다. 이러한 균형이 깨지 면 염증 반응이 증가하고, 이는 결국 뇌 건강에 부정적인 영향을 미 친다.

더욱이 채소와 과일에 포함된 미네랄과 비타민은 신경전달물질의 생성과 기능에 필수적이다. 이들이 부족하면 뇌의 신호 전달이 원활하지 못하게 된다.

수분 공급의 측면에서도 채소와 과일은 중요한 역할을 한다. 수분이 풍부한 채소와 과일의 섭취가 부족하면 뇌의 수분 균형이 무너지기 쉽고, 이는 인지기능과 집중력 저하로 이어질 수 있다.

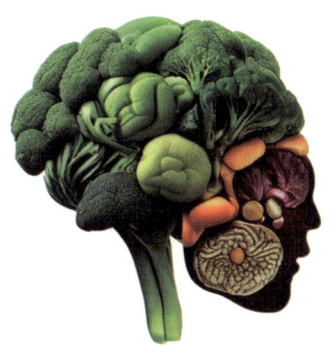

채소와 과일 부족은 뇌 건강을 악화시킨다.

다행히도 이러한 문제는 식단의 개선을 통해 충분히 예방할 수 있다. 매일 다섯 가지 이상의 다양한 색깔의 채소와 과일을 섭취하는 것만으로도 뇌 건강에 큰 도움이 된다.

과도한 당분 섭취

달콤한 유혹의 당분은 양날의 검과도 같다. 즐거운 맛은 잠시지만, 과도한 당분 섭취가 우리 뇌에 미치는 영향은 생각보다 훨씬 더 깊고 오래 지속된다. 지나친 당분의 섭취는 우리 뇌의 건강을 위협하는 조용한 적이라는 것을 기억하자.

당분이 혈액 속으로 들어가면 혈당이 급격히 상승한다. 롤러코스터를 타는 것처럼 혈당을 급격히 올렸다 내리게 하는데, 이러한 불안정한 혈당 변화는 우리 뇌의 에너지 공급을 불규칙하게 만든다. 뇌는 안정적인 포도당 공급이 필요한데, 이러한 급격한 변동은 뇌 기능에 혼란을 가져오는 것이다.

과도한 당분 섭취는 인슐린 저항성을 높인다. 이는 세포가 포도당을 효율적으로 사용하지 못하게 만든다. 인슐린 저항성이 생기면 뇌세포도 필요한 에너지를 제대로 사용하지 못하게 된다.

현명한 식품 선택을 통해 치매의 위험으로부터 우리의 뇌를 보호할 수 있다.

불규칙한 식사

불규칙한 식사는 우리 몸의 생체리듬을 무너뜨린다. 이러한 불규칙한 식습관이 뇌 건강에 미치는 영향은 생각보다 훨씬 더 심각하다.

가장 먼저 주목할 것은 불안정한 혈당 조절이다. 식사 시간이 불규칙하면 우리 몸은 혈당이 크게 오르내리게 된다. 이러한 급격한 변동은 뇌가 필요로 하는 안정적인 에너지 공급을 방해하고, 결과적으로 인지기능에 부정적인 영향을 미친다.

체내 시계의 혼란도 큰 문제다. 우리 몸에는 24시간 주기의 생체시계가 있는데, 불규칙한 식사는 이 시계를 교란시킨다. 시차 적응이 안 된 것처럼, 뇌는 언제 활성화되고 언제 휴식해야 할지 혼란을 겪게 된다.

특히 아침 식사를 거르는 습관은 더욱 위험하다. 밤새 공복 상태였던 뇌에 제때 에너지를 공급하지 않으면, 연료가 부족한 자동차처럼 하루 종일 뇌의 기능이 저하될 수 있다.

호르몬 균형의 교란도 간과할 수 없다. 불규칙한 식사는 코르티솔 Cortisol과 같은 스트레스 호르몬의 분비를 증가시키고, 뇌를 긴장 상태로 만든다.

더욱이 불규칙한 식사는 영양 불균형을 초래한다. 제때 식사를 하지 않으면 필요한 영양소를 골고루 섭취하기 어렵고, 필요한 부품이 부족한 기계처럼 뇌의 정상적인 작동을 방해한다.

3) 불규칙한 수면

수면은 우리 뇌가 하루의 피로를 씻어내고 새롭게 정비하는 소중한 시간이다. 하지만 현대인들의 불규칙한 수면 습관은 조용히 자라나는 그림자처럼 우리의 뇌 건강을 위협하고 있다. 수면의 질 저하는 신경전달물질의 균형도 무너뜨리고, 뇌의 정상적인 화학적 균형을 방해한다. 이는 감정 조절과 인지기능에 부정적인 영향을 미친다.

불규칙한 수면 패턴은 우리 뇌의 생체리듬을 교란시킨다. 톱니바퀴가 어긋나듯 일정하지 않은 취침과 기상 시간은 뇌의 자연스러운 회복 주기를 방해한다. 이는 뇌가 독소를 제거하고 기억을 정리하는 중요한 과정을 방해하여 인지기능 저하의 위험을 높인다.

만성적인 수면 부족은 더욱 심각한 문제를 일으킨다. 충분한 수면을 취하지 못하면 뇌는 쉼 없이 달리는 자동차처럼 과열되고 지쳐간다. 특히 수면 부족은 베타아밀로이드라는 물질의 축적을 촉진하는데, 이는 알츠하이머병의 주요 원인 물질이다.

과도한 낮잠도 주의가 필요하다. 짧은 낮잠은 뇌를 상쾌하게 해줄 수 있지만, 길거나 불규칙한 낮잠은 오히려 밤잠을 방해하고 수면 주기를 무너뜨린다.

불면증을 방치하는 것은 특히 위험하다. 밤마다 깊은 잠을 이루지 못하는 상태가 지속되면, 뇌는 제대로 된 휴식을 취하지 못한 정원처럼 점차 메말라간다. 불면증은 스트레스 호르몬을 증가시키고, 이는 다시 기억력과 집중력 저하를 가속화한다.

사람은 일평생 3분의 1을 수면으로 보낸다. 숙면을 취하지 못하면 기억력과 집중력이 떨어지며 불면이 지속되면 정서가 불안해진다. 수면 중에 고함을 치거나 발길질 등 과격한 행동을 한다면 렘수면REM 睡眠 단계에서 행동장애가 발생했을 확률이 높다. 렘수면 행동장애는 꿈을 꾸는 동안 신체가 과격하게 반응하는 것이 주된 특징이다. 발길질이나 팔을 휘두르는 동작부터, 침대에서 떨어지거나 욕설을 하는 등 비정상적인 행동을 보인다.

단순한 잠꼬대와는 다르게 렘수면 행동장애는 폭력적인 성향을 띠기도 하며, 이러한 행동은 환자 자신뿐만 아니라 함께 자는 가족에게도 위험을 초래할 수 있다.

의정부성모병원 정신건강의학과 변선정 교수는 "렘수면 행동장애는 단순한 수면 문제가 아니라 치매와 파킨슨병 같은 신경퇴행성 질환의 초기 징후일 수 있다"며, "이러한 증상이 나타나면 신경계 퇴행의 가능성을 확인하고 적절한 조치를 취하는 것이 중요하다"고 강조한다. 환자가 위험한 수면 환경에서 벗어나도록 돕고, 신경계 질환의 진행을 지연시키기 위한 조기 개입이 필수적이라는 것이다.

4) 사회적 교류 부족

사람은 본래 사회적 동물이며, 우리의 뇌는 다양한 사회적 교류와 자극을 통해 건강을 유지한다. 식물이 자라려면 햇빛과 바람, 물을 필요로 하듯, 우리의 뇌도 다양한 사회적 자극을 필요로 하는 것이다.

사회적 고립은 어두운 방에 홀로 갇힌 것처럼 우리 뇌를 메마르게 한다. 다른 사람들과의 교류가 줄어들면 뇌는 새로운 자극을 받지 못하여 인지기능의 저하로 이어진다.

대화의 부족은 또 다른 심각한 문제를 일으킨다. 대화는 우리 뇌에 끊임없는 자극을 주는 훌륭한 운동과도 같다. 생각을 표현하고, 남의 이야기를 이해하고, 감정을 교류하는 과정은 뇌의 여러 영역을 동시에 활성화시키는데, 이러한 기회의 감소는 뇌의 기능 저하를 가속화한다.

취미 활동의 부재도 간과할 수 없다. 취미 활동은 뇌에 새로운 영양분을 공급하는 것과 같다. 음악을 듣거나, 그림을 그리거나, 정원을 가꾸는 등의 활동은 뇌에 다양한 자극을 주고 새로운 신경 연결을 형성하는 데 도움을 준다.

지적 자극의 부족은 뇌의 인지 예비력을 감소시킨다. 새로운 것을 배우거나 퍼즐을 푸는 등의 지적 활동은 뇌의 근력 운동과도 같다. 이러한 자극이 부족하면 뇌는 점차 유연성을 잃고, 새로운 정보를 처리하는 능력이 저하된다.

이러한 사회적 고립과 자극의 부족은 스트레스 호르몬의 증가도 일으킨다. 양지에서 자라던 식물이 그늘에 놓이면 시들어가듯, 우리의 뇌도 필요한 자극이 부족하면 점차 기능이 약화되어 간다. 이러한 상태가 지속되면 우울증이나 불안과 같은 정신건강 문제로 이어질 수 있다. 이는 다시 사회적 고립을 심화시키는 악순환을 만들어, 치매의 위험을 더욱 높이는 결과를 가져온다.

이러한 문제들은 적극적인 사회활동 참여를 통해 개선할 수 있다. 친구들과의 정기적인 만남, 동호회 활동, 봉사활동 참여 등은 뇌에 새로운 활력을 불어넣어준다.

5) 흡연, 뇌 축소 가속화

우리의 뇌는 담배 연기에 매우 취약한 장기다. 맑은 하늘에 스모그가 끼듯, 흡연은 우리 뇌의 건강에 짙은 그림자를 드리운다. 특히 치매 발병과 관련하여 흡연이 미치는 영향은 생각보다 훨씬 더 광범위하고 심각하다.

가장 먼저 주목할 것은 혈관의 손상이다. 담배 연기에 포함된 수천 가지의 유해물질은 우리 뇌로 가는 혈관을 서서히 망가뜨린다.

산소 공급의 감소도 심각한 문제다. 흡연은 혈액의 산소 운반 능력을 떨어뜨린다. 충분한 산소를 공급받지 못한 뇌세포들은 점차 기능이 저하되고, 이는 치매의 발병 위험을 높이는 원인이 된다.

더욱 우려되는 것은 염증 반응의 증가다. 담배 연기는 우리 몸에 만

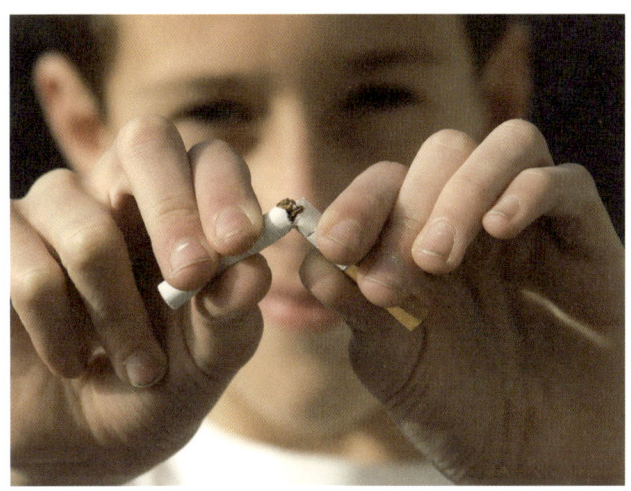
담배 연기는 뇌 조직을 손상시킨다.

성적인 염증 상태를 일으키고, 이는 뇌 조직에도 영향을 미친다. 이러한 염증은 서서히 뇌세포를 손상시켜 나간다.

특히 흡연은 베타아밀로이드라는 단백질의 축적을 촉진한다. 이 단백질은 알츠하이머성 치매의 주요 원인 물질로 알려져 있는데, 흡연자의 뇌에서는 이러한 유해 단백질이 더 빠르게 쌓이는 경향이 있다.

또한 흡연은 인지기능의 저하를 가속화한다. 기억력, 집중력, 판단력 등 우리 뇌의 다양한 기능들이 흡연으로 인해 더 빠르게 쇠퇴할 수 있다.

흡연과 치매의 관계는 우리가 생각했던 것보다 훨씬 더 밀접하다. 하지만 이를 이해하고 금연을 결심한다면, 우리는 치매의 위험으로부터 한 걸음 더 멀어질 수 있다. 그것이 바로 지금 당장 담배를 끊어야 하는 또 하나의 중요한 이유인 것이다.

담배를 피우면 뇌도 쪼그라든다는 연구 결과도 있다. 연구를 수행한 의사들은 노인성 뇌 질환인 알츠하이머 치매 예방을 위해 금연이 필수적이라고 조언했다. 과학자들은 부분적으로 흡연이 폐와 심장에 미치는 끔찍한 영향에 집중하느라 최근까지도 흡연이 뇌에 미치는 영향을 간과해왔다.

미국 워싱턴대학 의대 연구진은 성인 50만 명의 유전자와 건강정보가 담긴 영국 바이오뱅크UK Biobank에서 3만 2,094명의 뇌 사진을 분석했다. 그 결과 하루 흡연량이 많을수록 뇌 용량이 작아진다는 사실을 확인했다고 2023년 12월 13일 UPI 통신이 보도했다.

이 대학의 로라 비어우트 석좌교수는 "우리가 뇌를 더 자세히 살펴보기 시작하자 흡연이 뇌에도 정말 나쁘다는 것이 분명해졌다"며, "뇌 용량의 감소는 노화와 같다. 이들 모두 치매 위험 요소로, 인구가 고령화하는 상황에서 이번 발견은 중요하다"고 강조했다.

흡연하다가 수년 전에 금연한 사람들의 뇌는 영구적으로 작아진 상태 그대로였다. 연구진은 담배를 끊으면 뇌의 축소 진행은 막을 수 있지만, 이미 발생한 손상을 정상으로 되돌릴 수는 없다고 밝혔다.

뇌를 늙게 하고 치매 위험에 노출되는 것을 방지하기 위한 방법 중 하나는 바로 '금연'이라는 것이다. 이 연구 결과는 생물정신의학 분야 학술지인 '생물정신의학'Biological Psychiatry에 발표됐다.

6) 음주, 치매 위험 높여

술은 우리의 뇌에 조용히, 그러나 깊은 영향을 미치는 침묵의 적과도 같다. 특히 과도한 음주는 치매 발병과 깊은 관련이 있는데, 천천히 스며드는 물이 단단한 바위도 결국 깎아내듯 우리의 뇌를 서서히 변화시켜 나간다.

가장 직접적인 영향은 뇌세포의 손상이다. 알코올은 우리 뇌의 섬세한 신경세포들을 직접적으로 공격하는데, 예민한 정원의 식물들이 독성 물질에 노출되는 것과 같다. 지속적인 음주는 결국 뇌세포의 사멸을 가속화하고, 이는 치매의 위험을 높이는 주된 원인이 된다.

특히 주목할 만한 것은 알코올이 뇌의 영양분 흡수를 방해한다는 점이다. 비타민 B1을 비롯한 중요한 영양소들이 제대로 흡수되지 못하면서, 뇌는 척박한 땅에서 자라는 식물처럼 영양부족에 시달리게 된다.

음주는 뇌의 혈관 건강에도 악영향을 미친다. 알코올로 인한 혈압의 상승과 혈관의 손상은 오래된 수도관이 녹이 슬듯 서서히 진행되며, 이는 혈관성 치매의 위험을 높이는 요인이 된다.

인지기능의 저하도 눈여겨볼 만한 변화다. 잦은 음주는 기억력, 판단력, 집중력 등 우리 뇌의 고차원적 기능을 서서히 약화시킨다. 특히 알코올은 수면의 질을 떨어뜨린다. 겉으로는 술이 수면을 도와주는 것처럼 보이지만, 실제로는 깊은 수면을 방해하여 뇌가 자신을 회복하고 정비할 수 있는 귀중한 시간을 빼앗아간다. 염증 반응의 증가도 중요한 문제다. 알코올은 우리 몸에 만성적인 염증 상태를 일으키는데, 이는 뇌 조직에도 영향을 미쳐 치매 발병의 위험을 높이는 요인이 된다.

음주는 다른 건강 문제들과 연결되어 치매의 위험을 가중시킨다. 간 기능의 저하, 심혈관 질환, 당뇨병 등은 모두 치매 발병과 관련이 있는데, 음주는 이러한 질환들의 위험도 함께 높이는 것이다.

알콜 '치매 위험 급상승'

흔히 노인성 질환으로 여겨졌던 치매가 젊은 층에서 점진적으로 증가하고 있다. 국민건강보험공단에 따르면, 2005년에서 2009년까지 30~40대 젊은 치매 환자 수는 60% 가까이 증가했는데, 특히 젊은 층에서 치매가 급증하는 이유는 알콜성 치매가 주요 원인이다.

의료 통계에 따르면, 치매의 50~60%는 알츠하이머병을 포함한 신경 퇴행성 치매이지만, 과도한 음주로 발생하는 알콜성 치매도 상당수를 차지한다. 알콜성 치매는 65세 미만 젊은 치매 환자의 약 10%를 차지한다.

2021년 국민건강영양조사 결과를 보면 우리나라 성인의 76.9%가 음주자였고, 1회 평균 음주량은 남성 7잔 이상, 여성 5잔 이상이었다. 주 2회 이상 음주를 하는 고위험 음주율은 남성 21.3%, 여성 7.0%였다.

음주를 즐기는 젊은 층 대부분은 자신의 알콜성 치매 위험성을 자

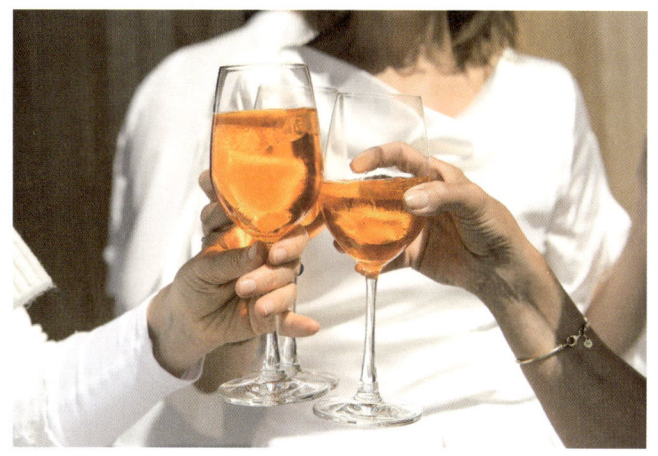
반복적인 음주는 뇌 손상을 야기한다.

각하지 못하는 경우가 많다. 더군다나 알콜성 치매는 진행 속도가 매우 빠르고 증상을 방치하면 짧은 기간에 노인성 치매로 발전할 수 있어 더욱 주의가 필요하다.

알콜성 치매는 알콜 과다 섭취로 뇌가 반복적인 손상을 입으면서 발생한다. 알콜은 단기적으로는 기억·판단 등 사고 과정을 매개하는 신경전달물질을 교란시키고, 신경염증을 초래한다. 장기적으로는 신경세포의 사멸과 뇌 위축으로 이어질 수 있다.

알콜로 인한 뇌 손상은 인지기능을 담당하는 뇌 구조물을 변화시키는 것 외에도 소뇌와 뇌간의 뇌 손상으로 인한 떨림, 보행 시 비틀거림, 안구 운동장애 등의 증상도 유발할 수 있다.

흔히 '필름이 끊긴다'라고 표현되는 블랙아웃 black-out 현상은 알콜성 치매의 주요 위험 신호다. 블랙아웃이란 음주 중 있었던 일을 기억하지 못하는 현상으로, 짧은 시간 많은 양의 술을 마시는 사람에게 흔히 나타난다.

알콜성 치매의 또 다른 증상은 알콜성 정신장애에도 동반되는 폭력성이다. 뇌의 앞부분에 있는 전두엽은 감정과 충동을 조절하는 기관으로 알콜에 의해 손상될 수 있다.

노인성 치매와 달리 알콜성 치매에서 비교적 초기부터 폭력적인 성향을 띠는 것은 이 전두엽이 손상되기 때문이다. 술만 마시면 공격적으로 변하거나 폭력성을 보이는 사람들은 알콜성 치매를 의심해 봐야 한다.

또 다른 증상 중에는 기억장애가 있다. 초기에는 2~3일 전에 발생한 사건을 기억하지 못하는 양상으로 나타나 점차 악화하면서 평소에는 문제가 되지 않았던 것들이 일상생활을 하는 데도 지장을 받는다.

알콜성 치매가 의심되면 전문의를 찾아 적극적으로 치료를 받아야 한다. 바로 술을 끊는 것이 가장 중요하다. 이미 뇌 위축이 진행돼 돌이킬 수 없는 상태가 오기 전 치료와 금주 프로그램을 병행해야 한다.

'비알콜 지방간'도 높은 발병

이와 함께 60세 이상 연령군에 속하고 전체 인구의 25% 정도로 추산되는 '비알콜 지방간'을 겪고 있다면 치매 발생에 대해서도 각별히 주의해야 할 것으로 보인다.

연세대학교 강남세브란스병원 소화기내과 이정일·이현웅 교수팀은 치매와 비알콜 지방간 모두 대사성질환이라는 공통분모를 갖는다는 점에 주목해 치매와 비알콜 지방간 사이 상관관계를 밝히는 연구에 돌입했다.

이에 연구팀은 전통적으로 치매의 위험 인자로 학계에 보고된 당뇨병 유무에 따라 비알콜 지방간이 치매 발생에 미치는 영향을 살펴보았다. 당뇨병 보유 여부와 관계없이 '비알콜 지방간이 있는 군'에서 치매 발생 확률이 의미 있게 높았다.

이들 연구팀은 비알콜 지방간 환자군과 대조군을 비교했을 때 치매 발생 위험도가 약 1.5배 높았다는 연구 결과를 내놓았다. 비알콜 지방간은 대사성질환 당뇨·비만·고지혈증·고혈압 등이 연관이 깊은데, 치매 역시 대사성질환과 뗄 수 없는 관계이기에 이런 결과가 나온 것으로 연구팀은 분석했다.

연구팀은 2009년 우리나라 국가건강검진을 받은 60세 이상 연령층 10만 7,367명 중 알콜 중독, 만성 B 또는 C형 간염 보유자, 혈관성 치매의 원인이 될 수 있는 뇌졸중 환자를 제외한 6만 5,690명을 대상으로 했다. 연구팀은 지방간 지수 FLI를 사용해 지방간을 진단할 수 있는 5,837명과 지방간이 없을 것으로 생각되는 4만 1,551명 등 총 4만 7,388명을 최종 연구집단으로 규정했다.

연구팀은 비알콜성 지방간이 아닌 그룹과 비알콜성 지방간 그룹에서 각각 치매가 발생할 수 있는 위험도를 면밀하게 관찰했다. '비알콜성 지방간이 아닌 그룹'을 기준으로 설정했을 때, 지방간을 지닌 그룹은 치매 발생 확률이 1.493을 기록해 약 1.5배 정도 높은 것으로

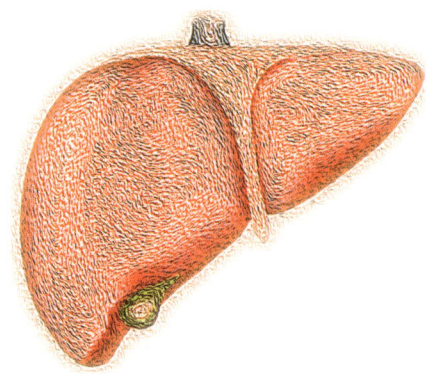

지방간은 치매 발생 확률을 높인다.

확인했다.

이번 연구에 참여한 이정일 교수는 "대사성질환인 당뇨병이 치매 발생에 영향을 주는 것으로 알려져 있는데, 비알콜 지방간도 치매 발생 확률을 높이는 것으로 예측된다"라며 "당뇨병이나 비알콜성 지방간 치료의 첫걸음은 비만도를 낮추고 운동으로 근육량 감소를 막는 것으로, 치매 발생 확률을 낮추기 위해서는 적극적인 생활 습관 교정 노력이 필요할 것으로 생각된다"고 말했다.

제3부

치매에 영향을 주는 질병들

"수면은
뇌가 하루 동안 축적된 정보를 정리하고
기억을 강화하며, 손상된 세포를 복구하는
자연스러운 기회이므로
우리의 삶에서 가장 중요한 재충전 시간이다."

– 매튜 워커(Matthew Walker), 수면 과학자

1 당뇨병과 심근경색

당뇨병은 혈당을 조절하는 인슐린 기능이 떨어져 혈당이 비정상적으로 높아지는 질환이다. 당뇨병은 합병증을 불러일으킨다는 데 문제가 있다. 특히 혈관 건강에 치명적이다. 당으로 인해 끈적해진 피가 혈관을 막으면 미세혈관이 제 기능을 못 하게 된다. 뇌세포에 산소가 제대로 공급되지 않아 뇌 인지기능이 약해져 치매 발병 위험이 커진다는 해석이 갈수록 힘을 얻고 있다.

우리 몸에서 당뇨병과 뇌는 생각보다 더 깊은 관계를 맺고 있다. 오래된 친구처럼 한쪽의 상태가 다른 쪽에 깊은 영향을 미치는 것이다.

당뇨병이 있으면 우리 뇌는 조용히, 그러나 지속적으로 변화를 겪게 된다. 높은 혈당은 거센 물살처럼 뇌의 섬세한 구조들을 조금씩 손상시켜 나간다. 특히 고혈당으로 인한 산화스트레스는 우리 뇌의 정교한 신경세포들을 위협한다.

더욱 주목할 만한 것은 인슐린 저항성이 뇌에 미치는 영향이다. 인슐린은 단순히 혈당을 조절하는 것을 넘어서, 뇌에서도 중요한 역할을 한다. 당뇨병으로 인해 인슐린이 제 기능을 못 하게 되면, 뇌 속 베타아밀로이드라는 물질이 제대로 처리되지 못하고 쌓이기 시작한다.

혈관의 변화도 간과할 수 없다. 당뇨병은 뇌로 가는 크고 작은 혈관들을 손상시킨다. 손상된 혈관은 뇌가 필요로 하는 산소와 영양분의 공급을 방해한다.

특히 염증 반응의 증가는 더욱 심각한 문제를 일으킨다. 당뇨병이 있으면 우리 몸은 만성적인 염증 상태에 놓이게 된다. 이러한 염증은 시간이 지날수록 뇌 조직을 서서히 손상시켜 나간다.

국민건강보험공단 데이터를 분석한 결과, 당뇨병 유병기간이 5년 이상인 심근경색 환자는 정상혈당인 이들보다 모든 원인의 치매 발생 위험이 약 1.5배 높았다. 이는 당뇨병 동반 심근경색 환자의 치매를 예방하려면 혈당의 적극적 관리가 시급하다는 것을 의미한다.

한림대 동탄성심병원 순환기내과 천대영 교수는 관련 연구 결과를 2024년 4월 26~27일 콘래드 서울호텔에서 열린 '아태평양 심장대사증후군 국제학술대회'에서 공개했다. 2009~2010년 건보공단 데이터에서 40세 이상이고 치매 병력이 없으며 5년 이내에 심근경색이 발생한 환자 4만 3,561명이 연구 대상이었다. 평균 7.6년 추적 관찰하는 동안 전체 환자군에서 치매 유병률은 10.1%로 확인됐다. 나이, 성별, 체질량지수BMI 등을 보정해 혈당 상태에 따라 치매 발생 위험을

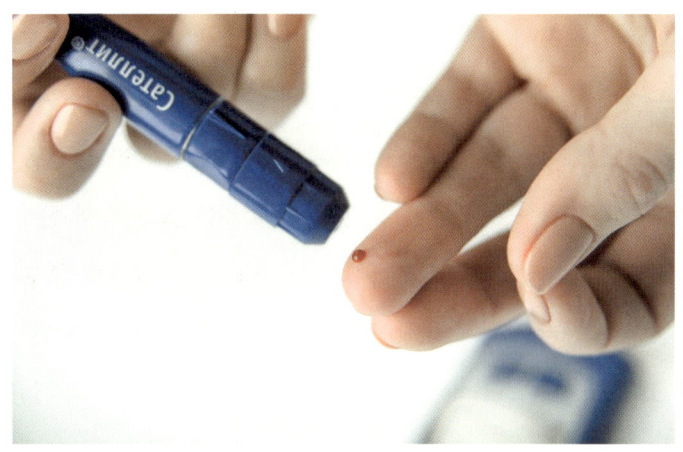

당뇨병 동반 심근경색 환자의 치매를 예방하려면 혈당의 적극적 관리가 시급하다.

평가한 결과, 특히 유병기간 5년 이상 당뇨병 환자군에서 모든 원인의 치매, 알츠하이머병, 혈관성 치매 등 발생 위험이 높았다.

구체적으로 살펴보면 모든 치매 발생 위험은 정상 혈당군과 비교해 유병기간 5년 미만군은 1.236배, 5년 이상군은 1.527배 높았다. 특히 당뇨병 유병기간이 5년 이상이면서 49~65세로 젊은 환자일수록 모든 치매 발생 위험이 1.953배 상승해 2배 가까운 위험 증가가 확인됐다.

천 교수는 "당뇨병 환자가 심근경색을 겪으면 모든 원인의 치매 발생 위험이 증가했다. 특히 당뇨병 유병기간이 5년 이상으로 길면 모든 원인의 치매 위험이 높았다"고 확인했다.

이에 앞서 당뇨의 적극적 관리가 치매 발생 위험을 감소시키는 연구 결과가 나와 주목을 끈다. 국내 한 대학 연구팀이 2009년부터 3년 동안 국가건강검진에 참여한 사람 중 당뇨병을 처음 진단받은 13만여 명을 대상으로 신체 활동과 치매 발생의 상관관계를 분석한 결과, 규칙적으로 신체 활동을 한 군에서 전체 치매 발생이 18% 줄었고, 알츠하이머병과 혈관성 치매는 15%, 22% 각각 감소했다. 특히 신체 활동을 하지 않았던 당뇨병 환자가 2년 내 규칙적인 신체 활동을 하는 경우에는 당뇨병 환자와 비교하여 치매 발생 위험이 최대 14%까지 감소한 것으로 나타났다.

젊은 당뇨병 환자 증가

젊은 나이에 찾아오는 당뇨병의 원인은 복잡한 퍼즐처럼 여러 조각들이 맞물려 있다. 우리가 미처 생각하지 못했던 다양한 요인들이 서로 얽혀 젊은 나이의 당뇨병을 불러오는 것이다.

젊은 당뇨 환자가 증가한 데에는 현대 사회의 생활양식 변화가 중요한 원인이다. 늘어난 가공식품 섭취, 불규칙한 식사 습관, 운동 부족은 젊은 세대의 건강을 위협하는 그림자가 되었다. 특히 패스트푸드와 당분이 많은 음료의 과다 섭취는 우리 몸의 대사 균형을 무너뜨린다.

스트레스 역시 간과할 수 없는 요인이다. 치열한 입시 경쟁, 취업 준비, 직장에서의 압박감은 우리 몸의 호르몬 균형을 깨뜨리고, 이는 혈당 조절 능력에 영향을 미친다. 끊임없이 달리는 자동차처럼, 쉼 없이 달려가는 현대인의 삶이 우리 몸에 부담을 주는 것이다.

비만도 젊은 층의 당뇨병 발병과 깊은 관련이 있다. 체지방이 늘어나면 인슐린 저항성이 증가하고, 이는 혈당 조절을 어렵게 만든다. 특히 복부 비만은 당뇨병 발병의 위험을 크게 높이는 요인이 된다.

환경적 요인도 주목할 만하다. 환경호르몬에 대한 노출, 대기오염, 수면 부족 등 현대사회의 다양한 환경적 스트레스가 우리 몸의 대사 기능을 교란시킨다. 정교한 시계의 톱니바퀴가 하나씩 어긋나는 것과 같다.

면역체계의 이상도 젊은 나이의 당뇨병을 일으키는 원인이 될 수 있다. 우리 몸의 면역 세포들이 인슐린을 만드는 췌장의 베타세포를 공격하면서 제1형 당뇨병이 발생하기도 한다. 이는 마치 우리 몸의 방어군이 실수로 아군을 공격하는 것과 같다.

이처럼 젊은 나이의 당뇨병은 단순히 하나의 원인으로 설명할 수 없는 복잡한 질환이다. 하지만 이러한 원인들을 이해하고 건강한 생활습관을 실천한다면, 우리는 당뇨병의 위험을 낮출 수 있다. 그것이 바로 젊은 세대가 자신의 건강에 더 많은 관심을 기울여야 하는 이유인 것이다.

2

고혈압과 저혈압

　혈압의 높고 낮음이 우리 몸의 당 대사에 미치는 영향은 톱니바퀴처럼 서로 긴밀하게 연결되어 있다. 고혈압과 저혈압은 각각 다른 방식으로 우리 몸의 당뇨병 발생에 영향을 미친다.

　고혈압의 경우, 혈관 벽에 가해지는 지속적인 압력은 혈관을 손상시키고 경직시킨다. 이렇게 손상된 혈관은 인슐린이 세포에 도달하는 것을 방해한다. 결과적으로 우리 몸은 더 많은 인슐린을 필요로 하게 되고, 이는 점차 인슐린 저항성으로 이어질 수 있다.

　또한 고혈압으로 인한 혈관의 염증 반응은 우리 몸의 대사 균형을 무너뜨린다. 이러한 염증은 전신으로 퍼져나가 인슐린의 기능을 방해하는 물질들을 만들어낸다.

　반면 저혈압은 또 다른 방식으로 당뇨병 발생에 영향을 준다. 낮은 혈압으로 인해 조직으로의 혈류가 감소하면, 세포들은 충분한 영양과

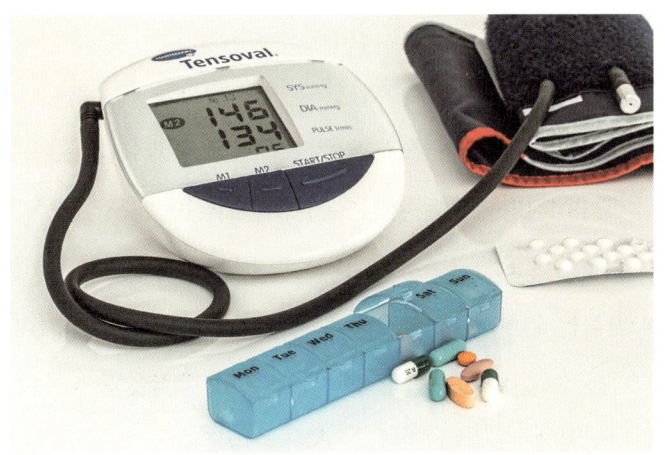
혈압 관리는 치매의 예후 지표인 당뇨병 예방에 있어 매우 중요한 요소다.

산소를 공급받지 못한다. 이는 물이 부족한 정원처럼, 세포의 정상적인 대사 활동을 어렵게 만든다.

저혈압은 췌장의 기능에도 영향을 미친다. 충분한 혈류 공급을 받지 못한 췌장은 인슐린 생성에 어려움을 겪게 되고, 이는 혈당 조절 능력의 저하로 이어진다. 더욱이 혈압의 불안정은 스트레스 호르몬의 분비를 촉진한다. 이러한 호르몬들은 혈당을 상승시키는 작용을 하는데, 지속적인 혈압 불안정은 결과적으로 당 대사의 균형을 무너뜨리게 된다.

따라서 혈압 관리는 당뇨병 예방에 있어 매우 중요한 요소가 된다. 고혈압과 저혈압 모두 조기발견과 적절한 관리를 통해 당뇨병으로의 진행을 늦추거나 예방할 수 있다. 그것이 바로 우리가 혈압 관리에 특별한 주의를 기울여야 하는 이유인 것이다.

미국 존스 홉킨스 의과대학 연구팀이 2019년 '미국의학협회저널'에 발표한 논문에 따르면, 4,761명의 연구 참가자를 추적 관찰한 결과 중년에 이어 노년에도 정상 혈압을 계속 유지한 사람의 연간 치매 발생률은 100명당 1.31명이었다. 그러나 중년에 정상 혈압이었다가 노년에 고혈압이 되면 발생률이 1.99명으로 증가했다. 또 중년부터 있었던 고혈압이 노년기에도 계속되면 치매 발생률이 2.83명으로 급증했다. 이처럼 고혈압 환자에게서 유독 치매 발병률이 높아지는 원인은 무엇일까.

강북삼성병원 심장내과 성기철 교수 연구팀은 국제학술지 '플로스 원'Plos one에서 이에 대한 해답을 제시했다. 연구팀은 국민보험공단 데이터베이스에서 뇌졸중과 치매를 앓은 적이 없는 고혈압 환자 65만 476명40~79세을 평균 9.5년 동안 추적 관찰해 그중 치매로 진단받은 5만 7,112명8.78%을 대상으로 치매 발생에 영향을 미친 위험 요인을 살폈다. 이 결과 고혈압 환자에게 치매 발생 위험을 높이는 '교정할 수 있는 요인'은 신체 활동 부족, 흡연, 음주, 비만 순으로 분석됐다.

성 교수는 "이번 연구에 참여한 고혈압 환자의 모든 연령대에서 신체 활동 부족은 치매 발생에 영향을 미치는 가장 중요한 위험 요인이었다"면서 "치매가 걱정되는 고혈압 환자라면 평소 신체 활동을 증진하기 위해 더 많이 노력해야 한다"고 조언했다. 전문가들은 그중에서도 젊어서부터 혈압을 잘 관리해야 치매를 예방할 수 있다고 조언한다.

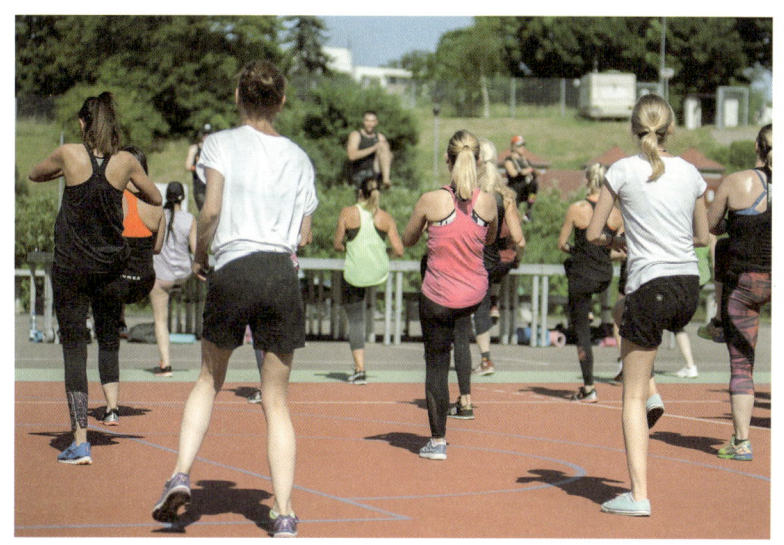
규칙적인 운동은 인지기능에 도움이 된다.

활발한 신체 활동은 국내외의 여러 연구에서 인지 장애를 극복하고 치매 위험을 감소시키는 효과가 관찰됐다. 유산소 운동을 포함한 규칙적인 운동이 치매를 부르는 '아밀로이드 베타 단백질'을 조절하고, 염증을 줄이며, 대뇌 혈류를 개선함으로써 인지기능에 도움이 된다는 것이다. 특히 고혈압 환자에게는 꾸준한 신체 활동이 혈관 내피 성장인자를 증가시키거나 뇌 속 시냅스 형성을 촉진함으로써 치매 발병 위험을 낮출 수 있다는 다수의 연구 결과는 이미 보고된 바 있다. 시냅스는 신경세포 뉴런 사이에서 정보를 전달하는 연결 구조를 말한다.

한편 '기립성 저혈압'은 실신성 어지럼증을 일으키는 대표적 질환이다. 누워 있을 때는 정상 혈압인데 앉거나 일어난 상태에서 혈압이 크게 떨어져 뇌 혈류 공급이 일시 감소하는 현상으로 두통과 어지럼증, 피로와 우울감, 시야 장애 등이 생길 수 있고 심하면 실신까지 이어질 수 있다.

건강보험심사평가원에 따르면 '기립성 저혈압' 환자 수는 매년 증가 추세로 2018년 2만 840명에서 2022년 2만 4,661명으로 최근 5년 사이 18.3%가량 증가했다.

기립성 저혈압이 만성으로 가는 경우, 뇌 혈류 감소로 뇌 위축이 쉽게 진행돼 뇌졸중 발병은 물론 혈관성 치매 위험도 높아 증상이 오면 반드시 병원을 찾아 정확한 진단과 적절한 치료를 받아야 한다.

흔히 기립성 저혈압과 빈혈을 혼동하는 사람들이 많은데 엄연히 이 두 질병은 차이가 있다. 기립성 저혈압은 누웠을 때는 별다른 증상이 없지만, 일어섰을 때는 혈압 차이로 뇌 혈류가 일시 감소하면서 어지럼증을 느낀다. 그러나 빈혈은 일어섰을 때 더 심한 피로감과 어지럼증을 호소하지만 누웠거나 앉아있을 때도 이 같은 증상이 지속되는 차이가 있다.

저혈압 치료에는 운동이 중요하다. 심장 수축력의 약화를 개선하기 위해 땀을 흘리고 숨찬 운동만큼 좋은 치료법이 없기 때문이다.

유산소 운동과 근력 강화 운동을 균형 잡히게 배치해 심폐지구력 및 기능을 강화하고 근육의 양을 늘리는 것이 필수적이다. 유산소 운동은 30분씩이라도 매일 하는 것이 좋으며, 가급적 숨찬 정도까지 강도를 조절해야 한다.

3
스트레스와 우울증

현대인의 삶과 떼려야 뗄 수 없는 스트레스와 우울증은 보이지 않는 그림자처럼 우리의 뇌 건강을 위협한다. 특히 이들이 치매 발병에 미치는 영향은 생각보다 훨씬 더 깊고 광범위하다.

만성적인 스트레스는 우리 뇌의 구조를 서서히 변화시킨다. 스트레스 호르몬인 코르티솔이 지속적으로 분비되면, 끊임없이 흐르는 물방울이 바위를 깎아내듯 우리의 뇌를 서서히 손상시켜 나간다. 특히 기억을 담당하는 해마 부위가 이러한 스트레스에 매우 취약하다.

우울증 역시 뇌의 건강에 깊은 상처를 남긴다. 우울증이 있는 사람들의 뇌에서는 신경전달물질의 균형이 무너진다. 이러한 불균형은 시간이 지날수록 뇌의 기능을 저하시키는 원인이 된다.

수면의 질 저하도 간과할 수 없는 문제다. 스트레스와 우울증으로 인한 불면이나 수면 장애는 뇌가 자신을 회복하고 정비할 수 있는 귀중한 시간을 빼앗아간다. 휴식을 취하지 못하는 기계가 점차 성능이 떨어지는 것과 같다.

인지적 자극의 감소도 중요한 요인이다. 우울증으로 인해 사회적 활동이 줄어들고 새로운 경험을 회피하게 되면, 뇌는 사용하지 않는 근육처럼 점차 약해진다. 이러한 인지적 비활성화는 치매의 위험을 더욱 높이는 결과를 가져온다.

스트레스와 우울증은 건강한 생활습관을 방해한다. 운동량이 감소하고, 식습관이 불규칙해지며, 알코올이나 담배에 의존하게 되는 경우가 많다. 이러한 생활습관의 변화는 치매 발병의 위험을 더욱 가중시키는 요인이 된다.

우울증 환자는 해마다 늘어나는 추세다. 건강보험심사평가원에 따르면. 2015년부터 2017년까지 매년 4만여 명의 우울증 환자가 새로 추가됐다. 2016년 진료 인원을 살펴보면, 성별 점유율은 여성 67.1% 이 남성 32.9%의 2배를 넘었다. 우울증 환자가 가장 많은 연령대는 50대로 전체의 19.4% 12만 4,639명를 차지했다.

국내에서 우울증이 치매 위험을 높인다는 연구 결과를 발표했다. 연구에 따르면 최고 위험군은 '45~64세 사이 중년 여성'이다. 2020년 10월 27일, 자생한방병원 유옥철 한의사 연구팀은 2002~2013년 국민건강보험공단의 '표본 코호트' 데이터베이스를 토대로 2003년 우울증 진단을 받은 1,824명과 성향 점수 매칭 PSM으로 선정한 대조군 일반인 1,824명의 치매 위험을 로지스틱 회귀법으로 비교 분석한 결과를 공개했다. 로지스틱 회귀란 독립 변수와 종속 변수 간의 관계를 기반으로 특정 사건의 발생 확률을 예측하기 위해 사용하는 통계적 모델을 말한다.

분석 결과, 우울증 진단을 받은 1,824명은 대조군과 비교해 치매에 걸릴 확률이 약 2.2배 높은 것으로 나타났다. 특히 여성 우울증 환자는 남성과 비교해 치매에 더 취약한 것으로 조사됐다. 남성 우울증 환자는 우울증이 없는 남자보다 약 1.55배 치매 위험이 컸던 반면, 여성 우울증 환자는 우울증이 없는 여성보다 약 2.65배 높았다.

연령대별로는 45~64세 중년층 우울증 환자들이 치매 위험이 가장 높은 것으로 확인됐다. 45~64세 우울증 환자는 일반인과 비교해 약 2.72배 치매 위험이 높았으며, 44세 미만은 약 1.88배, 65세 이상은 약 2.05배 높았다.

우울증과 치매의 구분

우울증과 치매는 때때로 비슷한 모습을 보이지만, 서로 다른 특징을 가진 두 질환이다. 이 둘을 구분하는 것은 정확한 진단과 적절한 치료, 그리고 효과적인 관리를 위해 매우 중요한 일이다.

먼저 증상의 시작 방식에서 뚜렷한 차이를 찾을 수 있다. 우울증은 비교적 짧은 기간 내에 급격한 변화를 보이는 반면, 치매는 천천히 진행되는 경향이 있다. 우울증 환자는 종종 자신의 상태를 정확히 인지하고 적극적으로 호소하지만, 치매 환자는 자신의 인지 능력 저하를 잘 알아차리지 못하거나 부인하는 경우가 많다.

기억력의 문제도 다른 양상으로 나타난다. 우울증 환자의 기억력 저하는 주로 집중력 부족으로 인한 것으로, 힌트를 주면 기억을 되살릴 수 있다. 반면 치매 환자는 힌트를 줘도 기억을 떠올리기 어려우며, 특히 최근의 일들을 기억하는 데 더 큰 어려움을 겪는다.

일상생활 수행능력에서도 구별되는 특징이 있다. 우울증 환자는 의욕은 없어도 기본적인 일상 활동을 수행할 수 있는 능력은 유지된다. 하지만 치매 환자는 점차 간단한 일상 활동도 혼자 하기 어려워지며, 이는 시간이 지날수록 더욱 악화되는 경향을 보인다.

언어 사용에서도 차이점이 뚜렷하다. 우울증 환자는 대화 속도가 느려지고 단조로워질 수 있지만, 언어의 기본적인 구조와 의미는 잘 유지된다. 반면 치매 환자는 적절한 단어를 찾지 못하거나, 문장 구성에 어려움을 겪는 등 언어 능력 자체가 손상되는 모습을 보인다.

사회적 상호작용의 패턴도 크게 다르다. 치매 환자는 증상이 점진적으로 악화되며, 일관된 패턴을 보인다. 감정 변화가 있을 수 있으나 일반적으로 감정의 표현이 둔해지고, 대화에서 주제를 잃거나 다른 사람과의 상호작용이 어려워진다. 반면 우울증 환자는 증상의 변동이 있으며, 특정 사건이나 스트레스 요인에 의해 악화될 수 있다. 우울감, 불안, 무기력감이 뚜렷하게 나타나고, 일상적인 즐거움이 사라지며, 지속적인 슬픔을 느끼는 경우가 많다.

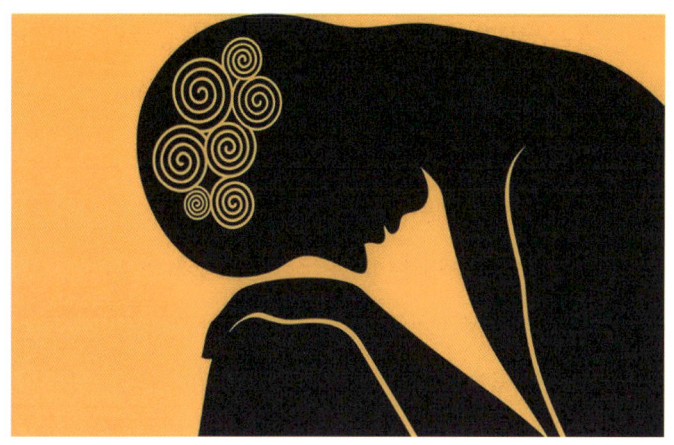
노년기 우울증을 방치하면 치매로 진행될 수 있다.

특히 노년기 우울증은 치매와 밀접한 관련이 있다. 노년기 우울증을 방치하면 치매로 진행될 수 있는데, 이는 두 질환이 서로 독립적이면서도 연관되어 있음을 보여준다. 노년기 우울증의 주된 원인은 경제력과 신체적 능력의 상실, 사별, 자식과의 불화, 외로움과 같은 상실감이다. 젊은 나이의 상실 경험과 달리, 노인의 경우 회복이 불가능하다는 절망감으로 이어지기 쉽다.

우울증 초기부터 인지기능 문제가 동반되거나, 우울증 치료 중에도 기억력이 호전되지 않는 경우, 또는 우울증 약물치료에 반응이 좋지 않은 경우에는 반드시 치매 동반 여부를 확인해야 한다. 특히 경도인지장애가 있는 사람에게 우울 증상이 생기면 치매가 더 빠르게 진행될 위험이 있다.

예방과 관리 측면에서는 공통점이 있다. 규칙적인 생활과 균형 잡힌 식습관을 유지하고, 운동을 통해 정서적 저항력을 기르는 것이 중요하다. 전문가들은 매일 10분 이상 햇볕 쬐기, 규칙적 운동, 금연과 금주, 충분한 수면, 긍정적인 마음가짐 유지, 취미 활동 등을 통해 두 질환을 예방할 수 있다고 조언한다. 특히 햇볕을 쬐는 것은 '행복 호르몬'인 세로토닌의 분비를 촉진해 우울증 예방에 도움을 준다.

　우울증과 치매는 서로 다른 질환이지만, 특히 노년기에는 긴밀하게 연관될 수 있다. 따라서 두 질환의 차이점을 정확히 이해하고, 조기에 적절한 진단과 치료를 받는 것이 무엇보다 중요하다. 더불어 건강한 생활습관 유지와 적극적인 사회활동 참여를 통해 두 질환의 예방에 힘쓰는 것이 현명한 접근이 될 것이다.

4

외상 후 스트레스 장애(PTSD)

외상 후 스트레스 장애PTSD는 지워지지 않는 흔적처럼 우리의 뇌에 깊은 영향을 남긴다. PTSD가 뇌에 미치는 첫 번째 영향은 스트레스 호르몬의 지속적인 분비다. 충격적인 경험의 기억이 반복적으로 떠오르면서, 우리 뇌는 위험 신호를 끊임없이 보내는 경보기처럼 코르티솔과 같은 스트레스 호르몬을 계속해서 분비한다. 이러한 호르몬의 과다 분비는 시간이 지날수록 뇌 조직에 손상을 일으킨다.

특히 해마 영역의 변화가 두드러진다. 해마는 우리의 기억을 담당하는 중요한 뇌 구조물인데, PTSD로 인한 지속적인 스트레스는 이 부위를 위축시키고 그 기능을 저하시킨다.

수면 장애의 영향도 간과할 수 없다. PTSD 환자들은 악몽이나 불면증으로 인해 양질의 수면을 취하기 어렵다. 이는 뇌가 자신을 회복하고 정비할 수 있는 귀중한 시간을 빼앗기는 것과 같은데, 장기적으로는 인지기능 저하와 치매 위험 증가로 이어질 수 있다.

또한 PTSD는 우리 뇌의 신경전달물질 체계에도 변화를 일으킨다. 세로토닌, 노르에피네프린과 같은 중요한 신경전달물질의 균형이 무너지면서, 뇌의 정상적인 기능을 방해한다.

인지적 예비능력의 감소도 중요한 문제다. PTSD로 인한 지속적인 스트레스와 불안은 우리 뇌의 인지적 자원을 고갈시키고, 이는 새로운 정보를 학습하고 기억하는 능력을 저하시킨다. 이러한 상태가 지속되면 치매에 대한 방어력이 떨어지게 된다.

스트레스와 알츠하이머병의 위험성

최근 스트레스가 알츠하이머병 위험성을 증가시킨다는 연구 결과들이 발표되었다. 스트레스는 뇌의 코르티코트로핀corticotropin 호르몬 분비를 증가시키고, 이것이 다시 알츠하이머병에서 나타나는 베타아밀로이드라는 물질의 생산을 자극하고, 뇌 내 기억력과 관계된 영역인 '해마'의 손상을 유발한다는 것이다. 특히 강도 높은 스트레스로 외상 후 스트레스 장애PTSD를 앓거나 스트레스를 자주 겪을수록 치매에 걸릴 위험이 높아진다는 연구 결과가 나왔다.

장성인 연세대 예방의학교실 교수 연구팀은 '스트레스 관련 질환과 치매' 사이의 연관성을 확인하기 위해 2002~2013년 국민건강보험공단 빅데이터를 활용해 스트레스 관련 질환 진단 환자 8,906명과 이같은 병력이 없었던 대조군 2만 6,718명을 대상으로 평균 11년을 추적·관찰했다.

연구팀은 스트레스 관련 질환을 강도에 따라 △외상 후 스트레스 장애PTSD △급성 스트레스 △적응장애 등으로 나눠 치매 발생 위험도를 비교·평가했다.

그 결과, 스트레스 관련 장애가 전혀 없는 대조군과 비교했을 때 PTSD 환자는 치매 발병위험이 1.78배 높은 것으로 분석됐다. 또 비교적 가벼운 스트레스 질환에 속하는 급성 스트레스와 적응장애도 치매 발병 위험을 각각 1.20배, 1.32배 높이는 요인으로 나타났다.

외상 후 스트레스 장애PTSD는 전쟁·재난·교통사고 같은 아주 예외적이고 생명을 위협하는 상황이나 사건에서 발생한다. 상황이 종료됐는데도 끝나지 않은 것처럼 느끼고 마음이 그 상황에 머물러 있는 게 특징이다. 사건 직후에는 사고와 관련된 두려움·악몽 등이 주된 증상이나 시간이 지나면서 불면증·우울증·알코올 의존 등 다양한 문제들이 같이 나타날 수 있다.

연구팀 관계자는 "PTSD 환자를 위시하여 더 강한 스트레스일수록 치매 위험을 증가시키는 것으로 보인다"고 설명했다. 특히 스트레스 관련 질환은 나이가 들수록 치매 발병에 치명적이었다. 이번 연구에서 스트레스 관련 질환을 앓는 70세 이상의 '치매 위험'은 40대보다 무려 31.55배나 높은 것으로 추산됐다.

연구진은 치매 예방을 위해 평소 규칙적인 생활이나 운동이나 취미 생활, 주변 사람들과의 대화 등으로 스트레스를 관리해야 한다고 조언했다. 이 연구 결과는 네이처에서 발간하는 국제학술지 'Scientific Reports'에 게재됐다.

이에 앞서 장기간 일정 수준 이상의 스트레스를 받으면 치매에 걸릴 가능성이 높아지고, 병세도 훨씬 악화된다는 사실이 국내 연구진에 의해 처음으로 규명됐다.

2006년 3월 5일, 서울대 의대 서유헌 교수팀은 "치매 모델 형질전환 생쥐를 대상으로 장기간의 격리실험을 통해 스트레스를 주는 실험을 실시한 결과 이러한 조사 결과가 나왔다"고 밝혔다.

서 교수팀은 이번 실험에서 장기간 스트레스에 노출된 생쥐는 기억 및 인지기능이 정상적인 생쥐보다 훨씬 일찍 퇴화했고, 증세도 훨씬 악화된 것으로 파악됐다. 특히 실험 대상 생쥐는 후각기억이 매우 저하된 것으로 나타나 치매 환자들의 후각기억이 조기에 감소하는 지금까지의 임상적 현상과 일치한 것으로 조사됐다.

서 교수는 "이번 연구에서 스트레스가 주어지면 알츠하이머 치매 질환의 특징적 병리 현상인 베타아밀로이드와 타우 단백질 tau protein 등 신경세포를 죽이는 독성 단백질이 증가하여 기억중추인 피질과 해마 부위에 축적되면서 치매현상이 나타나는 것으로 파악됐다"고 설명했다.

서 교수는 "이번 실험 결과가 생쥐를 격리시킨 데 따른 스트레스를 기초로 얻은 것인 만큼 최근 심화되고 있는 개인주의적인 경향과 핵

가족화 등은 치매 예방에 바람직하지 않다"고 설명했다. 따라서 치매를 막기 위해서는 정년퇴직이나 조기 퇴직 이후에도 적극적이고 활달한 사회봉사 활동을 할 경우 치매를 일정 부분 예방할 수 있다고 서 교수는 권고했다.

서 교수의 이번 연구 결과는 생물학 분야의 세계적인 권위지 'FASEB Journal' 2006년 2월호 온라인판에 실렸다.

5

파킨슨병

　파킨슨병과 치매의 관계는 엮인 실타래처럼 복잡하고 깊은 연관성을 가지고 있다. 파킨슨병 환자들이 겪는 인지기능의 변화는 단순한 운동장애를 넘어서는 더 깊은 의미를 지니고 있는 것이다.

　파킨슨병의 가장 큰 특징은 도파민을 생성하는 신경세포의 점진적인 소실이다. 도시의 전력망이 하나둘 고장 나는 것처럼, 뇌의 중요한 신경전달물질 체계가 서서히 무너지는 현상이다. 도파민의 감소는 단순히 움직임의 문제만을 일으키는 것이 아니라, 인지기능에도 광범위한 영향을 미친다.

　특히 주목할 만한 것은 파킨슨병에서 나타나는 루이체의 형성이다. 루이체는 비정상적인 단백질 덩어리로, 뇌세포 내에 축적되면서 세포의 기능을 방해한다. 이는 기계 속에 이물질이 쌓이는 것처럼, 뇌의 정상적인 작동을 방해하는 요인이 된다.

파킨슨병 환자들이 겪는 인지기능의 변화는 매우 다양하다. 초기에는 주의력 저하와 처리 속도의 감소가 나타난다. 시간이 지날수록 기억력 저하, 실행기능 장애, 시공간 능력의 감소 등이 더해질 수 있다.

파킨슨병 치매의 특징적인 증상 중 하나는 실행기능의 저하다. 계획을 세우고, 순서대로 일을 처리하며, 문제를 해결하는 능력이 감소한다.

시각적 환각도 파킨슨병 치매의 주요 증상 중 하나다. 실제로 존재하지 않는 것들이 보이는 경험은 환자들에게 큰 불안과 혼란을 주며, 이는 일상생활의 질을 크게 저하시키는 원인이 된다.

감정과 행동의 변화도 동반된다. 우울감, 불안, 무감동 등이 흔히 나타나며, 이러한 증상들은 인지기능 저하를 더욱 가속화시킬 수 있다. 악순환의 고리와 같이 서로 영향을 주고받는 관계에 있다.

파킨슨병 환자의 치매 발병 위험은 일반 인구에 비해 훨씬 높은 것으로 알려져 있다. 특히 고령, 우울증의 존재 등은 치매 발병의 위험을 더욱 높이는 요인이 된다.

다행히도 적절한 치료와 관리를 통해 이러한 인지기능의 저하를 어느 정도 늦출 수 있다. 약물치료와 함께, 규칙적인 운동, 인지 재활, 사회적 활동 참여 등이 도움이 될 수 있다.

운동은 특히 중요한 역할을 한다. 규칙적인 운동은 뇌의 혈류를 개선하고, 새로운 신경 연결을 촉진하며, 도파민의 효율적인 사용을 도와준다.

인지 재활 프로그램도 큰 도움이 된다. 다양한 인지 훈련을 통해 뇌의 보상 기능을 활성화하고, 남아있는 기능을 최대한 활용할 수 있도록 돕는다. 우회도로를 만들어 교통 체증을 해소하는 것과 같은 원리다.

사회적 활동의 유지도 중요하다. 다른 사람들과의 교류는 뇌에 지속적인 자극을 제공하고, 우울감을 감소시키며, 전반적인 삶의 질을 향상시키는 데 도움이 된다.

가족들의 이해와 지지 또한 매우 중요한 요소다. 파킨슨병 환자들이 겪는 인지기능의 변화를 이해하고, 적절한 도움을 제공하는 것은 환자의 삶의 질을 크게 향상시킬 수 있다.

6
수면무호흡증

　수면무호흡증은 조용한 침입자처럼 우리의 뇌 건강을 위협한다. 잠자는 동안 발생하는 반복적인 호흡 중단이 치매의 위험을 높이는 중요한 요인이 되는 것이다.

　수면무호흡증의 가장 큰 위험은 뇌의 산소 공급이 불안정해진다는 점이다. 호흡이 멈출 때마다 뇌로 가는 산소의 공급이 중단된다. 반복적인 산소 부족은 뇌세포에 심각한 스트레스를 주고, 시간이 지날수록 세포의 손상을 가중시킨다.

　특히 이러한 산소 부족은 해마라는 중요한 뇌 영역에 큰 영향을 미친다. 해마는 우리의 기억을 담당하는 핵심 구조물인데, 산소 부족에 매우 취약하다. 섬세한 식물이 좋지 않은 환경에서 시들어가듯, 해마의 신경세포들은 반복되는 산소 부족으로 인해 서서히 손상되어 간다.

수면의 질 저하도 심각한 문제를 일으킨다. 수면무호흡으로 인해 깊은 수면에 도달하지 못하면, 뇌가 자신을 회복하고 정비하는 중요한 시간을 잃게 된다. 매일 밤 필요한 정비를 받지 못하는 기계와 같은 상태로, 시간이 지날수록 뇌의 기능은 저하되기 시작한다.

특히 수면 중에는 베타아밀로이드라는 물질이 뇌에서 제거되는 중요한 과정이 일어난다. 하지만 수면무호흡증으로 인해 이 과정이 방해받으면, 베타아밀로이드가 뇌에 축적되기 시작한다. 청소가 제대로 이루어지지 않아 쓰레기가 쌓이는 것과 같은 현상이다.

만성적인 피로는 또 다른 위험 요소다. 밤새 제대로 쉬지 못한 뇌는 낮 동안에도 정상적인 기능을 수행하기 어렵다. 집중력이 떨어지고, 기억력이 저하되며, 새로운 정보를 처리하는 능력도 감소한다.

더욱 우려되는 것은 이러한 상태가 지속되면서 발생하는 뇌의 구조적 변화다. 연구들에 따르면, 장기간의 수면무호흡증은 회백질의 감소와 같은 뇌의 구조적 변화를 일으킬 수 있다.

또한 수면무호흡증은 혈관성 치매의 위험도 높인다. 반복적인 산소 부족은 뇌의 혈관을 손상시키고, 이는 작은 뇌졸중들을 일으킬 수 있다. 이러한 미세한 손상들이 축적되면서 인지기능의 저하가 가속화되는 것이다.

면역체계의 변화도 주목할 만하다. 수면무호흡증으로 인한 수면 부족은 염증 반응을 증가시키고, 이는 뇌의 건강에 부정적인 영향을 미친다. 몸 전체가 만성적인 스트레스 상태에 놓이는 것과 같다.

정서적인 영향도 간과할 수 없다. 만성적인 피로와 집중력 저하는 우울감과 불안을 증가시키고, 이는 다시 인지기능 저하를 가속화하는 악순환을 만든다.

수면무호흡증은 적절한 진단과 치료를 통해 관리될 수 있다. 양압기 치료, 구강 장치 사용, 생활습관 개선 등 다양한 치료 방법이 있으며, 이를 통해 뇌 건강의 위험을 크게 줄일 수 있다. 생활습관의 개선도 중요하다. 적정 체중 유지, 규칙적인 운동, 금연, 적절한 수면 자세 등은 수면무호흡증의 증상을 완화하는 데 도움이 된다.

7
ADHD 환자, 수전증과 섬망

1) 주의력 결핍 장애(ADHD)

'주의력 결핍 장애'ADHD는 전 세계 인구의 3%가 앓고 있는 신경 질환으로 일부 연구에서 치매와 연관이 있다는 보고가 나오면서 주요 지표로 부상하고 있다.

ADHD로 진단된 성인의 경우 치매 발병 위험이 3.6배나 증가한다는 것. 하지만 적절한 약물 치료를 받으면 그 위험이 크게 낮아진다는 점에서 적극적 모니터링이 필요하다는 것이 전문가들의 의견이다. 이스라엘 하이파 의과대학 스티븐Stephen Z. Levine 교수가 이끄는 연구진이 이에 대한 대규모 추적 관찰 연구를 진행한 배경도 여기에 있다. 연구진은 이스라엘 성인 10만 9,218명을 대상으로 2003년 1월부터 2023년 2월까지 20년간 연구를 진행했다.

그 결과 그중 730명이 성인 ADHD 진단을 받았고, 7,726명이 치매 진단을 받은 것으로 분석됐다. 치매는 성인 ADHD가 있는 환자 중 13.2%에 발병했으며 ADHD가 없는 참가자 중에서는 7.0%의 환자가 치매에 걸렸다.

다른 요인들을 모두 제외하고 ADHD가 치매에 미치는 영향을 분석한 결과 성인 ADHD 진단을 받은 경우 치매 위험이 무려 3.62배나 높아지는 것으로 확인됐다.

스티븐 교수는 "이번 연구는 ADHD가 치매 발병의 주요 지표가 된다는 것을 보여준 첫 결과라는 점에서 의미가 있다"며 "특히 적절한 약물 요법을 받을 경우 치매와 상관관계가 크게 낮아진다는 점에서 적극적인 모니터링이 필요하다는 것을 시사한다"고 밝혔다.

ADHD 치료를 위해 꾸준히 약물을 복용한 환자의 경우 치매 위험에서 벗어났기 때문이다. 연구진은 이러한 결과를 통해 ADHD가 발생하더라도 잘 관리하면 치매 위험이 커지는 것을 막을 수 있다고 전했다.

이와 함께 학동기에 높은 유병률을 보고하는 '주의력결핍 과잉행동장애'ADHD가 치매와 알츠하이머병의 위험과 어떻게든 관련이 있는 것으로 보인다는 새로운 다세대 연구 결과가 나와 주목된다.

최신 연구 결과, ADHD를 진단받은 자녀의 부모 및 조부모의 경우는 치매 발병 위험이 큰 폭으로 증가한다는 사실이 밝혀진 것이다. 두 질환 간 세대에 걸친 연관성이 보고됐다는 평가이다. 무엇보다 이러한 연구 결과가, 2023년 노벨의학상을 선정했던 스웨덴 왕립 카롤린스카 연구소Karolinska Institute가 진행한 대규모 무작위 임상자료를 근거로 했다는 데 귀추가 주목된다.

스웨덴 연구팀은 "ADHD가 있는 사람들의 부모와 조부모는 가족 중에 ADHD가 없는 사람들보다 알츠하이머와 치매에 걸릴 위험이 더 높다"고 밝혔다. 특히 ADHD 아동의 부모는 치매 위험이 34%, 알츠하이머 발병 위험이 55% 더 높은 것으로 나타났다. 조부모는 두 가지 상태 중 하나에 대한 위험이 약 11% 증가했다.

연구팀은 1980년에서 2001년 사이에 스웨덴에서 태어난 2백만 명 이상의 데이터를 분석했다. 약 3%가 주의력 결핍, 충동 및 과잉 행동을 특징으로 하는 ADHD 진단을 받았다.

이들은 나라의 환자기록을 사용하여 ADHD 환자를 부모, 조부모, 숙모, 삼촌 등 500만 명 이상의 생물학적 친척과 연결했다. 그런 다음 그들은 이 친척들이 치매나 알츠하이머병에 걸렸는지 여부를 확인했다. 그 결과 부모는 치매 위험이 상당히 증가했지만 가족 관계의 거리가 멀어질수록 위험이 감소한다는 점에 주목했다. 조부모는 부모보다 위험이 낮았고 이모와 삼촌은 훨씬 적었다.

이번 연구를 주도한 카롤린스카 연구소의 의학 역학 및 생물통계학과 수석연구원인 르 장Le Zhang 박사는 "ADHD는 여러 세대에 걸쳐 치매와 관련이 있다. 이번 연구는 ADHD에 대한 이해와 노년기의 인지 저하에 대한 이해를 높이는 데 도움이 될 것"이라고 말했다.

2) 치매와 수전증 상관성

'수전증'이라고 불리는 '본태성 진전'essential tremor, 이하 수전증은 손, 머리, 몸통, 목소리에서 규칙적 떨림을 호소하는 신경학적 병이다. 본태성 떨림은 특별한 원인 없이 체질적인 영향 때문에 발생하므로 가족력이 있는 경우가 흔하다.

40세 이상의 성인에게서 비교적 흔히 나타나며, 나이가 들수록 증상이 심해진다. 65세 이상 인구 중 약 5%에서 경험하는 것으로 알려져 있다. 특정 자세를 취할 때 유독 손이 잘 떨리는 경우 수전증을 의심해야 한다.

글씨를 쓸 때나 수저를 들 때 나타나며 특히 긴장되는 상황에서 증상이 심해져 일상적 사회생활에 큰 지장을 주기도 해 신속한 치료가 강조되고 있다. 다만, 이를 병이라 인식하지 못하고 '성격적 결함'으로 치부해 방치하는 경우도 많다. 건강보험심사평가원에 따르면, 수전증은 신경이 약해지는 노인층에서 유병률이 높으나 10~30대 젊은층에서도 발생할 수 있는 것으로 알려졌다.

한편, 미국 콜롬비아대 의대 과학자들이 '뇌 기저부'base of the brain 소뇌의 뇌파가 너무 강해져 본태 떨림을 유발한다는 걸 밝혀냈다. 관련 논문은 2020년 1월 15일 '사이언스 중개 의학'Science Translational Medicine에 실렸다.

논문의 수석저자 성 한 쿠오Sheng Han Kuo 신경학 교수는 "본태 떨림 환자의 소뇌 구조에 변화가 생긴다는 게 이전의 연구에서 확인됐으나 어떻게 떨림이 생기는지는 그동안 알지 못했다"라면서 "이번 연구는 소뇌 구조의 변화가 어떻게 뇌 활동에 영향을 줘 떨림을 유발하는지 규명한 것"이라고 말했다.

이후 수전증이 치매 위험과 연관이 있다는 새로운 연구 결과가 나왔다. 2024년 3월 7일, '메디컬 뉴스 투데이'는 이렇게 보도한다. 미국 텍사스 대학 사우스웨스턴 메디컬센터 신경과 연구팀이 평균 연령 79세인 '본태성 진전' 노인 222명을 대상으로 사고력과 기억력 테스트를 18개월 간격으로 5년 동안 진행했다.

연구 시작 때 168명은 인지기능이 정상, 35명은 경도인지장애MCI, 19명은 치매였다. 연구가 진행되면서 59명이 경도인지장애, 41명이 치매로 새로 진단됐다. 전체적으로 19%가 치매가 있었거나 연구 기간에 새로 치매가 생긴 것이다.

경도인지장애 노인은 매년 평균 12%가 치매로 넘어갔다. 전체적인 분석 결과 수전증을 지닌 사람은 치매 발생률이 일반인들보다 3배가 높았다. 연구 결과는 2024년 4월 '미국신경학회'AAN 제76차 연례 학술회의에서 발표되었다.

3) 치매와 섬망譫妄 연관성

섬망譫妄, delirium은 수술과 염증, 약물과 탈수, 저산소증, 저혈당증, 영양부족, 전해질 불균형이 초래되어 '뇌혈관·심혈관' 질환과 같은 신체적인 스트레스로 인해 뇌가 일시적으로 고장 나는 병이다.

또한 뇌종양, 뇌졸중, 외상성 뇌손상 등과 같은 중추신경계 이상이 있을 때 흔하게 나타날 수 있다. 아울러 골절, 외상 등으로 수술을 받게 되는 경우 섬망이 발생할 가능성이 크다.

섬망은 연령에 관계없이 소아, 청소년, 성인, 노인 등 모든 연령대에서 발생할 수 있다. 특히 중환자실 입원 환자나 노인에서 발생 빈도가 높다. 섬망은 기저 질환이나 새로운 건강 문제의 징후일 수 있으며, 사망률 증가와 관련이 있다. 따라서 의학적으로 응급 상황으로 간주하여 신속한 평가와 치료가 필요하다.

섬망은 원인 질환이 신속히 발견되어 적절한 치료가 이루어질 경우 대개 수일 내에 호전될 수 있다. 그러나 원인을 찾지 못하거나 치료가 어려운 경우에는 수주에서 수개월까지 증상이 지속될 수 있으며, 인지기능의 저하나 다른 합병증이 동반될 위험이 있다.

섬망 상태가 되면 기억력과 집중력이 떨어진다. 또 사람, 시간과 장소를 알아보지 못하고 심하게 초조해한다. 당사자는 혼란스러워하고 매우 흥분하거나, 반대로 매우 처지기도 한다. 헛것이 보이고 잠을 못 자며 두서없이 말하기도 한다.

이러한 증상들은 잠시 괜찮아졌다가도 악화되며, 특히 밤에 심해지기 때문에 옆에서 간병 중인 보호자나 같은 병실을 사용하는 다른 환자분들이 함께 힘들어질 수 있다.

섬망이 생겼다는 것은 그만큼 신체 상태가 나쁘고, 두뇌의 기능 또한 저하되어 있다는 것을 의미하므로 증상이 호전된 다음에도 유의해서 지켜봐야 한다. 따라서 위와 같은 증상이 나타나거나 정신 상태에 갑작스런 변화가 있으면 즉시 의료진에게 알리는 것이 중요하다.

이와 연관하여 섬망이 인지기능을 영구적으로 손상시킬 수 있다는 보고도 제기되었다. 실제로 섬망 환자의 절반 정도는 추후 치매로 진전될 가능성이 있기에 섬망이 호전된 후에도 지속적인 관찰 및 외래 진료가 필요하다. 검사를 받은 후, 결과에 근거하여 적합한 약물을 처방받아야 한다.

아울러 섬망 증상자에게 천천히 분명한 목소리로 이야기하고, 시계나 달력을 가까이 두고 볼 수 있게 하는 것이 좋다. 낮잠을 자지 않게 하는 것이 밤 동안의 숙면을 위해 도움이 된다.

주변이 지나치게 소란스럽거나 자극이 과하면 더욱 혼란스러워할 수 있으므로 조용하고 안정된 병실 분위기를 유지해야 한다. 거동 시에는 낙상의 위험에 주의하며, 침상 주변에 위험물이 없는지 확인하고 정리해야 한다.

치매와 섬망의 차이점

치매와 섬망은 모두 인지기능에 영향을 미치는 상태이지만, 그 원인과 증상에서 차이가 있다. 치매는 다양한 원인에 의해 발생하는 지속적이고 점진적인 인지기능 저하를 의미한다.

증상은 기억력, 언어, 문제 해결 능력, 판단력 등 여러 인지기능이 서서히 저하된다. 일상생활에 영향을 미치며, 시간이 지남에 따라 점점 악화된다.

반면, 섬망은 '급성 인지기능 저하'로, 주로 환경 변화나 신체적 질병에 의해 갑작스럽게 발생한다. 증상은 주의 집중의 어려움, 혼란, 시간 및 장소의 인식 저하, 감각적 왜곡 등이 나타난다.

증상은 시간에 따라 변동성이 크다. 원인은 감염, 약물, 탈수, 대사 이상 등 다양한 신체적 원인으로 발생할 수 있다. 경과는 급성으로 발생하며, 원인이 해결되면 증상이 회복될 수 있다.

치매는 점진적이고 만성적인 인지기능 저하이며, 섬망은 급성으로 발생하는 혼란 상태이다.

* 참고: 대한치매학회, 중앙치매센터, 대한정신의료기관협회, 서울 아산병원, 코메디닷컴 2024. 06. 16, 연합뉴스 2024. 03. 08, 2020. 01. 16., 연합뉴스·동아사이언스 2023. 10. 18, 성인병뉴스·디멘시아뉴스 2021. 09. 10.

제4부

치매 치료의 희망

"새로운 것을 배우는 과정은
뇌의 기존 신경망을 확장하고 강화하며,
지속적으로 변하고 적응할 수 있는
뇌의 놀라운 능력을 보여준다."

– 노먼 도이지(Norman Doidge), 정신과 의사 및 작가

1 현대의학의 새로운 발견들

1) 유전자 치료

유전자 치료는 우리 몸의 가장 기본적인 단위를 다루는 첨단 의학 분야다. 특히 치매 치료에 있어 유전자 치료는 새로운 지평을 열어가고 있다.

가장 주목할 만한 것은 APOE 유전자에 대한 연구다. APOE4라는 유전자 변이가 알츠하이머병의 주요 위험 인자라는 사실이 밝혀진 이후, 연구자들은 CRISPR유전체에서 발견한 독특한 염기서열 기술을 이용해 이 유전자를 교정하는 연구를 진행하고 있다.

APP아밀로이드 전구체 단백질 유전자를 조절하는 연구도 희망적인 결과들을 보여주고 있다. 베타아밀로이드라는 독성 단백질의 생성을 조절하는 이 유전자는 공장의 생산라인과도 같은데, 연구자들은 이를

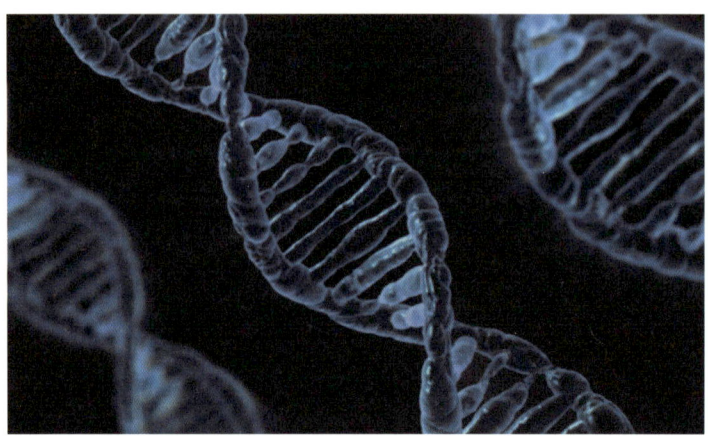

연구팀은 첨단 배양 시스템을 사용해 미세아교세포가 베타아밀로이드 단백질의 엉김을 제거하는 행동을 분석했다.

적절히 조절하여 과도한 독성 물질의 생산을 막는 방법을 개발하고 있다.

타우 단백질과 관련된 MAPT 유전자 연구도 큰 진전을 보이고 있다. 비정상적인 타우 단백질의 축적은 세포 내부에 쌓이는 쓰레기와도 같은데, 유전자 치료를 통해 이러한 축적을 막고 신경세포를 보호하는 효과가 확인되고 있다.

다만 이러한 연구들은 아직 초기 단계에 있다. 연구자들은 안전성과 효과를 신중하게 확인하며 한 걸음씩 나아가고 있다. 특히 유전자 치료제가 뇌에 잘 전달되도록 하는 것이 중요한 과제로 남아있다.

2) 줄기세포 연구

줄기세포는 치매 치료의 새로운 장을 열어가는 희망의 열쇠와 같다. 손상된 뇌세포를 복구하거나 대체할 수 있는 잠재력을 가진 이 특별한 세포들은, 한때 불가능하다고 여겨졌던 치매 치료의 새로운 가능성을 보여주고 있다.

현재 치매 치료를 위한 줄기세포 연구는 크게 두 가지 방향으로 진행되고 있다. 첫 번째는 손상된 신경세포를 직접 대체하는 것이고, 두 번째는 줄기세포가 분비하는 다양한 성장인자들을 통해 뇌의 자가 치유력을 높이는 것이다.

특히 신경줄기세포를 이용한 연구가 주목받고 있다. 이 세포들은 숙련된 건축가처럼 손상된 뇌 조직을 복구하고, 새로운 신경 회로를 형성할 수 있는 능력을 가지고 있다. 실험실 연구에서는 이식된 신경줄기세포들이 실제로 뇌 속에서 새로운 신경세포로 분화하고, 기존의 신경 네트워크와 연결되는 것이 확인되었다.

중간엽 줄기세포도 큰 관심을 받고 있다. 이 세포들은 직접적인 세포 대체보다는 다양한 성장인자들을 분비하여 뇌의 염증을 줄이고, 손상된 세포들의 회복을 돕는 역할을 한다.

하지만 이러한 줄기세포 치료는 아직 실험 단계에 있다. 안전성과 효과를 확인하기 위한 임상시험들이 진행 중이며, 특히 이식된 줄기세포들이 뇌 속에서 안정적으로 정착하고 기능하도록 하는 것이 중요한 과제로 남아있다.

아직 해결해야 할 과제들이 많지만, 줄기세포 치료는 치매 환자들에게 새로운 희망이 되고 있다. 특히 기존의 약물 치료와 달리, 손상된 뇌 조직을 실제로 복구할 수 있는 가능성을 제시한다는 점에서 큰 의미가 있다.

3) 인공지능을 통한 혁신적 변화

인공지능은 현대의학의 새로운 눈과 손처럼, 치매 진단과 치료의 영역에서 혁신적인 변화를 이끌어내고 있다. 방대한 의료 데이터를 분석하고 패턴을 찾아내는 인공지능의 능력은, 치매 치료의 새로운 가능성을 열어가고 있다.

가장 주목할 만한 것은 조기진단 분야다. 인공지능은 뇌 영상 데이터를 분석하여 육안으로는 발견하기 어려운 미세한 변화들을 감지할 수 있다. 이는 현미경으로 들여다보듯 뇌의 작은 변화까지 찾아내어, 치매의 조기발견을 가능하게 한다.

특히 딥러닝 기술을 활용한 MRI 분석은 놀라운 정확도를 보여주고 있다. 알츠하이머병의 초기 단계에서 나타나는 해마의 위축이나 뇌실의 확장과 같은 미세한 변화들을 90% 이상의 정확도로 감지할 수 있다.

음성 분석 기술도 혁신적인 진단 도구가 되고 있다. 인공지능은 환자의 말투, 어휘 선택, 문장 구성 방식의 변화를 분석하여 인지기능

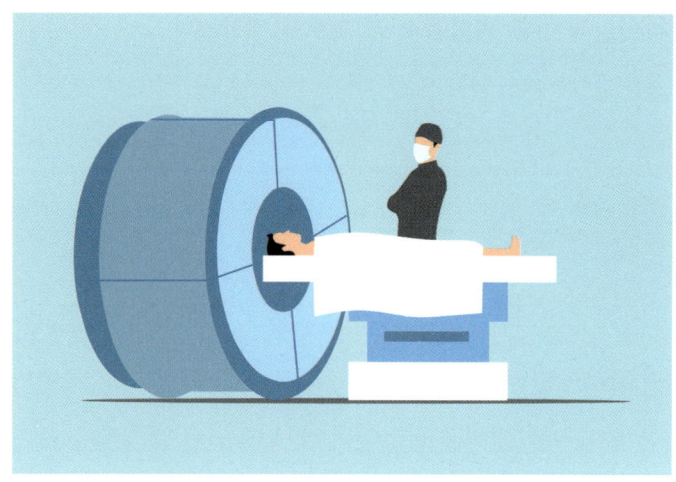

딥러닝 기술을 활용한 MRI 분석은 치매의 놀라운 정확도를 보여주고 있다.

저하의 조기 징후를 발견할 수 있다.

치료 계획 수립에도 인공지능이 큰 역할을 하고 있다. 수많은 임상 데이터를 분석하여 각 환자에게 가장 효과적일 수 있는 맞춤형 치료법을 제안하고, 약물 반응을 예측하는 데 도움을 준다.

또한 인공지능은 신약 개발 과정도 획기적으로 단축시키고 있다. 수백만 개의 화합물 중에서 치매 치료에 효과적일 수 있는 후보 물질을 빠르게 선별하고, 그 효과를 예측하는 것이 가능해졌다.

디지털 치료제 개발에도 인공지능이 활용되고 있다. 개인화된 인지 훈련 프로그램을 제공하고, 환자의 반응에 따라 난이도와 내용을 실시간으로 조절하여 최적의 훈련 효과를 달성할 수 있다.

의료 데이터의 표준화, 개인정보 보호, 인공지능 판단의 투명성 확보 등이 중요한 숙제로 남아있지만, 인공지능을 활용한 치매 진단과 치료 분야는 놀라운 변화를 이끌 것으로 예상된다.

4) 면역 치료

우리 몸의 수호자인 면역체계를 활용한 치매 치료법이 새로운 희망으로 떠오르고 있다. 정예군을 훈련시켜 적군을 물리치듯, 면역치료는 우리 몸의 방어체계를 활용하여 치매의 원인 물질들을 제거하는 혁신적인 접근법이다.

가장 주목받는 것은 항체 치료다. 특히 베타아밀로이드를 표적으로 하는 단일클론항체들은 임상시험에서 긍정적인 결과들을 보여주고 있다. 이들은 뇌에 축적된 유해 단백질만을 선택적으로 제거하는 능력을 가지고 있다.

백신 치료도 새로운 가능성을 보여주고 있다. 치매 원인 물질에 대한 항체를 우리 몸이 직접 만들어내도록 하는 이 접근법은 우리 몸의 면역체계를 교육시키는 방식이다.

T세포를 이용한 치료법도 연구되고 있다. T세포는 우리 몸의 특수부대와 같은 존재로, 이들을 활성화하여 치매 관련 병리를 제거하는 연구가 진행 중이다. 특히 조절 T세포를 이용한 치료는 뇌의 염증 반응을 조절하는 데 효과적일 것으로 기대된다.

미세아교세포의 조절도 중요한 연구 분야다. 뇌 속의 면역세포인 미세아교세포를 적절히 활성화시켜 유해 물질을 제거하고, 신경세포를 보호하는 방향으로 유도하는 연구가 활발히 진행되고 있다.

자연킬러세포를 활용한 접근법도 새롭게 시도되고 있다. 이들은 비정상적인 세포들을 제거하는 능력을 가지고 있어, 치매 치료에 새로운 가능성을 제시한다.

면역치료에도 주의해야 할 점들이 있다. 과도한 면역 반응은 오히려 뇌에 손상을 줄 수 있으며, 자가면역 반응의 위험도 있다.

현재 여러 면역치료제들이 임상시험 중에 있다. 일부는 긍정적인 결과를 보여주고 있지만, 아직 장기적인 안전성과 효과를 확인하는 과정이 필요하다.

2
새로운 치료제 개발 현황

치매 치료의 새로운 지평이 열리고 있다. 과학 기술의 발전과 끊임없는 연구를 통해, 한때 '불가능'으로 여겨졌던 치매 치료의 영역에서 희망적인 발견들이 이어지고 있는 것이다.

1) 새로운 항체 치료제 '레카네맙'

알츠하이머병 치료의 새로운 지평을 여는 획기적인 발전이 이루어지고 있다. 그 중심에는 베타아밀로이드를 표적으로 하는 새로운 항체 치료제들이 있다.

주목할 만한 것은 레카네맙Lecanemab이다. 이 약물은 2023년 1월 미국 FDA의 조건부 가속승인을 받았으며, 같은 해 7월 정식 승인되었다. 임상시험 결과, 18개월간의 치료 후 환자들의 인지기능 저하 속도가 27% 늦춰지는 것으로 나타났다.

레카네맙은 인간 단일클론항체로, 뇌에 축적된 베타아밀로이드 플라크를 표적으로 삼아 제거한다. 특히 이 약물은 초기 단계의 알츠하이머병 환자들에게서 더 큰 효과를 보여주었다. 이는 조기 진단과 치료의 중요성을 다시 한번 확인시켜주는 결과다.

다만 이러한 치료제들도 한계는 있다. 뇌출혈이나 부종과 같은 부작용이 보고되었으며, 치료 비용도 상당히 높다. 또한 이미 진행된 치매의 경우 효과가 제한적일 수 있다.

그럼에도 불구하고 이러한 항체 치료제의 개발은 알츠하이머병 치료에 있어 큰 진전이다. 특히 다른 항체 치료제들도 개발 중에 있어, 앞으로 더 효과적이고 안전한 치료 옵션들이 늘어날 것으로 기대된다.

2) 알츠하이머병 치료의 새로운 희망, '도나네맙'

도나네맙은 뇌 속의 베타아밀로이드만을 표적으로 삼는 혁신적인 항체 치료제다. 일라이릴리 제약사가 개발한 이 약물은 알츠하이머병 치료의 새로운 지평을 열어가고 있다.

특히 주목할 만한 것은 도나네맙의 임상 3상 시험 결과다. 초기 알츠하이머병 환자들을 대상으로 한 연구에서 인지기능 저하 속도를

35% 늦추는 효과를 보였다.

도나네맙의 작용 방식은 매우 특별하다. 이 약물은 뇌에 쌓인 베타아밀로이드 플라크를 선택적으로 제거하는데, 특히 응집된 형태의 베타아밀로이드에 더 강하게 결합하는 특성을 가지고 있다.

임상시험에서는 또 다른 흥미로운 결과도 확인되었다. 도나네맙 투여 후 약 6개월 만에 뇌 속의 아밀로이드 플라크가 현저히 감소하는 것이 관찰되었으며, 이러한 변화는 PET 스캔을 통해 시각적으로도 확인할 수 있었다.

하지만 이 약물에도 주의해야 할 점들이 있다. 일부 환자들에서는 ARIA아밀로이드 관련 영상 이상라는 부작용이 관찰되었으며, 이는 주로 뇌의 부종이나 미세출혈과 관련이 있다. 다만 이러한 부작용들은 대부분 일시적이며 관리 가능한 수준인 것으로 보고되고 있다.

현재 도나네맙은 FDA 승인을 기다리고 있는 상태다. 승인이 된다면 이는 알츠하이머병 환자들에게 또 하나의 중요한 치료 옵션이 될 것이다. 특히 조기진단과 치료가 가능한 환자들에게 더 큰 혜택을 줄 수 있을 것으로 기대된다.

3) 치매 치료제 '아리셉트' 장기순항

치매는 100여 가지가 넘는 유발 질환으로 인해 진행을 완전히 멈추거나 증상 발현을 막는 치료제 개발이 어렵다. 따라서 초기 단계부터 약물을 사용해 질환의 악화를 늦추고 증상을 완화하는 것이 최선의 치료법으로 꼽힌다.

에자이 제약사의 '아리셉트'는 1996년 FDA 허가, 2000년 식약처 승인을 받아 출시된 치매 증상 치료제다. 아리셉트는 에자이의 연구원 스기모토 하치로가 치매에 걸린 어머니로부터 "당신은 누구인가요"라는 말을 듣고 충격을 받아, 15년간의 연구 끝에 개발했다. 현재 전 세계 100개 이상 국가에서 사용되고 있다.

아리셉트는 5mg, 10mg, 23mg의 다양한 용량으로 출시되어 경증부터 중증까지 모든 단계의 알츠하이머형 치매 환자가 복용할 수 있다. 임상 연구를 통해 인지기능 개선, 일상생활 수행 능력 유지, 이상 행동 증상 개선 효과가 확인되었으며, 병의 진행 속도를 6개월에서 2년 이상 지연시킬 수 있다. 특히 경증 환자에게 투여 시 더 탁월한 인지기능 개선 효과를 보였다.

4) 경구용 치매제 개발

그동안 제약사들은 치매의 주요 원인인 '아밀로이드 베타' 단백질의 과다 축적을 막거나 제거하는 물질을 개발해 왔으나, 효능과 안전성 문제로 개발 기간과 투입 자본 대비 성과는 미흡했다. 현재 알려진 치매 치료제는 모두 주사제 형태의 아밀로이드 표적 알츠하이머병 치료제로, 높은 약제비로 인해 일반 서민의 접근성이 떨어진다.

2024년 10월 21일, 한국과학기술연구원(KIST) 창업기업인 큐어버스가 개발한 먹는 치매 신약 후보물질 'CV-01'이 5,037억 원에 이탈리아 제약사 안젤리니파마와 기술수출계약을 체결했다. CV-01은 경구용 치매 치료제로, 고령의 알츠하이머 환자들의 복용 편의성을 크게 높일 수 있다.

박기덕 KIST 뇌질환극복연구센터장이 개발한 CV-01은 Keap1/Nrf2 신호전달경로를 통해 신경염증 반응을 억제하고 뇌 신경회로 손상을 방지하는 방식에 집중했다. 치매 마우스 실험에서 공간 기억 능력 개선, 뇌 염증 억제, 아밀로이드 플라크의 뇌 침착 억제 효과가 확인되었다.

CV-01은 항체 치료제와 달리 저분자 약물로, 뇌 장막을 쉽게 통과할 수 있으며 집에서 주기적으로 복용이 가능하다. 질병의 원인 물질에 선택적으로 결합해 파킨슨병, 뇌전증 등 다양한 뇌 신경계 질환에도 적용할 수 있을 것으로 기대된다.

기존 항체 치료제는 30% 정도의 제한적인 효과와 뇌부종 같은 부작용이 있지만, CV-01은 저렴한 비용으로 안전하고 효과적인 치료가 가능할 것으로 예상된다. 한국이 세계 최초로 먹는 치매약 개발에 성공한다면 인류의 난제를 해결하고 국가경제 성장에도 큰 기여를 할 것으로 전망된다.

3 한방치료의 가능성

1) 동양의학서에 기록된 치매

치매는 동양의학의 옛 문헌에 기록되어 있을 정도로 매우 심각하고 오래된 질환이다. 한의학에서 '치매痴呆'의 정의는 한자 풀이를 통해 이해할 수 있다.

'어리석다'는 의미의 '치痴'는 알지知자에 병부疒가 붙어 있어, 기억력·사고력·언어능력·판단력 등의 지능과 지성이 병들었다는 뜻으로 이해할 수 있다. '매呆'자 역시 '어리석다'의 뜻이 있는데, 사람이 기저귀를 차고 있는 모습을 형상화한 상형문자象形文字에서 나왔다고 알려져 있다.

즉, 치매에서 '치'는 지능과 지성의 이상 증세를 말하며 '매'는 현대적 분류의 치매 말기에서 보이는 증상인 대·소변을 가리지 못하는 증

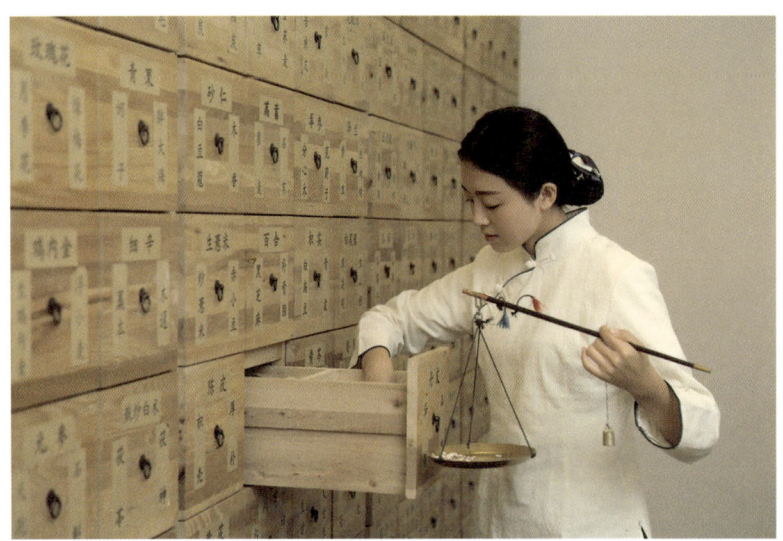
한의학적 치매 치료는 더 많은 연구와 임상 적용을 통해 치매 관리에 기여할 것으로 기대된다.

상을 의미한다.

한의학에서는 일찍이 치매도 노화현상으로 인식하여 혈과 정신작용을 주관하는 심心과, 소화력을 담당하는 비脾, 정력 및 골수와 관련 있는 신腎의 기능 쇠퇴를 주요한 병리로 보고 있다.

지금부터 2500년 전 경에 기술된 한의학의 고전인 『내경』에서는 "뇌는 골수가 모이는 곳이다. 뇌가 건강하면 정신력이 강하고, 뇌가 건강하지 못하면 귀에서 소리가 나고 허리가 시큰거리고 어지럽고 눈이 침침하고 몸이 게을러져 눕기를 좋아한다"고 했다.

경도인지장애나 치매의 주된 증상인 건망증에 대해 한의학에서는 그 원인을 입체적으로 파악하고 있다. 『동의보감』에서는 "건망증이란 갑자기 한 일을 잊어버리고 아무리 애써도 생각이 나지 않는 것이다. 사색을 지나치게 하여 마음이 상하면 혈血이 줄어들고 흩어져서 정신神이 제자리를 지키지 못하게 된다. 또 비脾가 상하면 위의 기능이 쇠약해지고 피곤해져서 생각이 더 깊어진다. 이 두 가지가 다 사람을 깜빡 잊어버리게 한다"라고 설명한다.

2) 한의학의 최신 융합 연구

치매에 대한 한의학적 접근은 최근 더 주목받고 있다. 치매 치료제 개발이 시급하나 근본적 치료제가 없는 실정에서 한약재가 치매 치료와 증상 완화에 해법으로 떠올랐다.

치매 예방 및 효과적 치료법을 위해 한의학의 전통적 원리와 현대 연구의 융합 연구가 활발히 진행되고 있으며, 한약 개발 역시 활발히 연구되고 있다. 예를 들어, 인삼, 숙지황, 구기자 등의 약재에 포함된 생리활성 물질이 인지기능에 미치는 영향에 대해 연구가 이루어지고 있다.

이와 함께 침술과 뜸은 뇌 혈류 개선과 신경 기능 회복에 도움을 줄 수 있는 방법으로 연구되면서 특정 경혈을 자극하여 뇌의 기능을 활성화하는 방법이 주목을 끌고 있다.

이처럼 한의학적 치료 방법이 뇌에서 어떻게 작용하는지를 규명하기 위한 생리학적 연구가 진행되고 있으며, 이는 한의학의 과학적 근거를 강화하는 데 기여하고 있다.

3) 괄목할 만한 한의학 치료 효과

일본의 치매 치료에서 한약 처방이 인정되고 있는 것에 비해, 우리나라는 한의학을 활용한 치매 치료에 제도적 제한이 있다. 이러한 상황은 시급히 개선돼야 한다는 한의학계의 제안을 적극적으로 검토할 필요가 있다.

치매 한약 치료제로는 조등산釣藤散, 팔미지황환八味地黃丸, 억간산抑肝散 등이 있고, 그 구성 약물인 조구등釣鉤藤과 목단피牧丹皮는 아밀로이드 단백질의 뇌 내 응집을 억제하고 응집된 '아밀로이드 베타β'를 분해하는 것으로 밝혀졌다. 당귀작약산當歸芍藥散, 팔미지황탕八味地黃湯, 가미온담탕加味溫膽湯 등의 한약재 또한 인지장애 증상을 개선하는 것으로 보고되고 있다.

특히 스트레스 노화로 인한 기억력 장애에는 가미귀비탕加味歸脾湯을 대표적으로 활용한다. 원지遠志, 인삼, 황기黃芪, 당귀當歸 등으로 이뤄진 가미귀비탕加味歸脾湯은 『동의보감』에서 건망증 치료의 대표적인 약으로 처방됐다.

강동경희대학교 한방병원은 앞서 가미비귀탕의 인지기능 개선 효과를 확인하기 위해 경도인지장애 환자를 대상으로 24주간 가미비귀탕을 투약한 결과, 전반적인 인지기능과 기억력이 위약 복용군에 비해 유의하게 개선됐다.

한편, 한국한의학연구원은 2019년 6월 임상의학부 정수진 박사 연구팀이 알츠하이머 및 혈관성 치매 동물모델에서 보중익기탕補中益氣

湯과 황련해독탕 黃連解毒湯의 치료 효능을 확인했다고 밝혔다.

정 박사 연구팀은 한약재의 치매 치료 효능을 과학적으로 입증하고자 치매질환의 대표 처방인 보중익기탕과 황련해독탕을 각각 알츠하이머성 치매와 혈관성 치매 동물모델에 투여하고 증상을 관찰했다. 연구팀은 베타아밀로이드 응집체를 쥐의 뇌에 주입해 알츠하이머성 치매를 유도했다.

이어 보중익기탕을 투여한 실험군과 그렇지 않은 대조군으로 나눠 동물실험 Y-미로검사을 실시했다. 실험 결과 실험군이 대조군보다 공간 인지 능력이 향상됨을 확인했다. 보중익기탕을 투여한 실험군은 행동 비율이 약 37%까지 향상됐다.

정 박사는 "이번 연구는 치매 유형별 치료에서 한의학적 변증에 기반한 한약 처방의 효능을 과학적으로 입증한 것"이라며 "향후 변증 처방의 약리기전 연구를 보강하고 충분한 임상시험을 거치면 알츠하이머성 치매와 혈관성 치매에 대한 한의 치료의 가치가 한층 높아질 것으로 기대된다"고 말했다.

한편, 황련해독탕과 보중익기탕은 『동의보감』에도 이미 소개된 바 있다. 황련해독탕은 급성 염증, 패혈증, 급성 폐렴, 고혈압 등에 처방됐고, 보중익기탕은 결핵성 질병을 비롯한 만성 소모성 질병, 기혈 부족, 만성 피로 등을 치료할 때 쓰였다. 이후 치매 질환에도 효능을 보여 활용됐다.

이 연구는 보건복지부 한의약 선도기술개발사업의 지원을 통해 수행됐으며, 연구 결과는 국제학술지 '뉴트리언츠' Nutrients 및 '몰레큘스'Molecules에 발표됐다.

4) 일본과 대만의 사례

　명백히 '치매관리법'은, 치매 환자는 의사 또는 한의사로부터 최선의 진단과 치료를 받을 권리가 있고, 국가가 치매 환자의 진단과 치료 비용을 지원하도록 규정했다. 국내외 연구 결과 약물적 치료법으로서 한약은 부작용을 최소화하면서도 인지기능 개선 효과가 있는 것으로 나타났다. 비약물적 치료법으로서 침 치료는 기억력을 주관하는 해마 기능 회복 효과가 있는 것으로 알려져 있다.
　이미 고령화 사회인 일본은 오래전부터 치매 치료의 연구와 임상을 진행해 왔다. 일본은 치매 치료에 양약과 한약 모두를 사용한다. 세계적인 치매 권위자인 동경여자의과대학 타가시 이토 교수는 실제 임상에서 한약을 투여해 양호한 결과를 얻은 증례를 경험했고 많은 치료적 이점이 있다고 말한다. 게다가 우울, 불안 등의 주변 증상을 동시에 개선할 수 있고 활력이 생겨 삶의 질이 몰라보게 좋아졌다고 밝혔다. 치매의 진행을 예방하는 효과도 증명됐다. 이를 바탕으로 현재 일본의 신경과 치매 치료 가이드라인에는 한약이 포함돼 있다.
　이미 일본은 퇴행성질환 등 고령화에 따른 노인 질환 문제를 해결하기 위해 한약으로 눈을 돌리고 있다. 노인 질환 등은 서양의학으로 완치되지 않는 데다가 하나의 질환 치료를 위해 15~20종에 달하는 양약을 복용해야 하기 때문이다. 반면 한약은 한 번의 맞춤 처방으로 양약 수십 종을 먹는 효과를 거둘 수 있어 환자의 신체에 덜 부담을 준다는 설명이다.

일본 후생성은 지난 1996년부터 '한약의 치매 개선 효과와 작용 물질의 해명', '생물학적 지표를 사용한 노년기 치매약의 선택과 임상 응용' 등의 주제로 한 치매 치료 연구사업비를 지원해 오고 있다.

이와 함께 정창운 한의학정책연구원 연구위원은 "대만 정부는 대만중의사협회가 요청하는 약물에 대해 건강보험을 적용해 주고 있다. 이 때문에 저소득층 어르신도 효과 좋은 한약을 이용할 수 있다"고 강조한다.

이어 정 위원은 "한약은 뇌 기능 연결성 강화, 장내 미생물 개선 등으로 치매 개선에 효과를 보인다"며 "정부는 치매에 대처하기 위해 혁신적 한약재 개발, 신진 연구자 지원, 서양으로부터의 한약 보호 등에 나서야 한다. 이를 위해 중국中國 중의대 한 개 대학 연구비 수준으로 지원되는 한의약 예산을 대폭 늘릴 필요가 있다"고 부언한다.

5) '제약 철폐' 무한 가능성

치매는 근본적인 치료 방법이 없어 치료제 개발이 시급한 질환이다. 위에서 언급된 이런 연구 결과는 치매에 대한 한의약 치료의 가능성을 과학적으로 입증한 것이다. 이처럼 한의학은 약물치료와 비약물치료를 통해 치매의 진단에서부터 예방, 치료, 관리 분야에 대한 강점이 있다는 것이 다양한 연구 결과를 통해 입증되고 있다.

후속 연구를 통해 국민이 체감할 수 있는 성과로 이어지도록 처방의 약리기전 연구를 보강하고 충분한 임상시험을 거치면서 알츠하이머성 치매와 혈관성 치매에 대한 한의학 치료 가치를 높일 수 있을 것으로 기대된다.

강형원 원광대 산본병원 교수는 한의학을 통한 치매 치료 및 예방관리를 통해 국민에게 육체적·신체적·경제적인 이익을 줄 수 있음에도 불구, 현재 한의학은 제도적으로 철저히 소외돼 있어 국민들이 한의 의료서비스를 제공받을 길이 막혀있는 현실의 벽에 국민의 선택적 의료주권 약화를 우려한다. 그 대표적인 사례로 국가가 시행하고 있는 '치매검진사업'의 문제점을 제시했다.

강 교수는 "치매검진사업을 통해 보건소 등에서 치매진단을 위한 검사를 시행해 치매 증상이 나오면 병·의원을 방문해 세부적인 검사들이 무료로 진행되고 있으며, 치매로 확정될 경우 병·의원에서 약 복용 등 치료를 하게 되는 것이 현재의 구조"라며 "이 같은 틀 속에서는 치매 환자들이 한의 의료기관을 방문할 기회조차 없어, 향후 이같은 체계가 한의학이 포함되는 구조로 개선된다면 많은 환자들이 한의학 치료의 혜택을 받을 수 있는 계기가 될 것"이라고 강조했다.

한의학의 장점 중 하나는 개인맞춤형 치료가 가능하다는 점이다. 같은 치매 증상이라도 환자의 체질과 상태에 따라 다른 처방을 하는데,

이는 마치 각자에게 맞는 열쇠를 찾아주는 것과 같다.

약침 치료도 새로운 가능성을 보여준다. 한약의 유효 성분을 추출하여 경혈점에 주입하는 이 방법은, 약물의 효과와 침 치료의 장점을 결합한 혁신적인 접근법이다. 뜸 치료 역시 중요한 역할을 한다. 특정 혈자리에 온열 자극을 주는 이 치료법은 뇌의 혈액순환을 개선하고, 전반적인 신체 기능을 향상시키는 데 도움이 된다.

한의학은 예방적 측면에서도 큰 강점을 가지고 있다. 증상이 나타나기 전부터 체질을 개선하고 건강을 관리하는 접근법은 치매 예방에 있어 매우 중요한 의미가 있지만, 아직 해결해야 할 과제들도 있다. 현대 의학의 관점에서 더 많은 임상 연구가 필요하며, 한약 성분의 표준화와 품질 관리도 중요한 숙제다.

---

* 참고: 동서한방병원, 디멘시아뉴스 2020. 03. 10, webzineforyou 2020. 01. 09, 민족의학신문 2019. 09. 16, 헬로디디 2019. 06. 27, 백세시대 2018. 04. 13., 한의신문 2017.08.28., 08.23. 경향신문 2015.11.04. 팜뉴스 2010.07.07. 의학신문 2004. 10. 27, KBS 2003. 03. 06

제5부

치매 예방과 관리

"창의적인 사고는
단순히 뇌를 자극하는 것을 넘어서,
우리의 삶에 활력을 불어넣고 뇌의 여러 영역을 연결하여
더 나은 문제 해결 능력을 키우는 데 도움을 준다."

- 올리버 색스(Oliver Sacks), 신경학자 및 작가

1 교육과 치매의 관계

우리는 종종 교육이 단순히 지식을 쌓는 과정이라고 생각하곤 한다. 하지만 교육은 우리 뇌의 건강과 미래를 좌우하는 매우 중요한 열쇠이기도 하다. 특히 치매와 관련하여 교육이 지니는 의미는 실로 크다고 할 수 있다.

교육이 우리 뇌에 미치는 영향을 살펴보면, 가장 먼저 인지예비능의 형성을 들 수 있다. 저금통에 동전을 모으듯, 우리는 교육을 통해 뇌 속에 인지적 자원을 차곡차곡 쌓아간다. 이렇게 형성된 인지예비능은 뇌가 손상을 입더라도 다른 경로를 통해 기능을 유지할 수 있게 해주는 일종의 방어막 역할을 한다.

흥미로운 점은 교육 수준이 높은 사람들에게서 치매 발병 위험이 상대적으로 낮게 나타난다는 사실이다. 튼튼한 제방이 홍수를 막아내듯, 교육을 통해 형성된 인지적 방어막이 치매의 위험으로부터 우리 뇌를 보호하는 것으로 볼 수 있다.

더욱 주목할 만한 것은 교육이 치매 증상의 발현 시기에도 영향을 미친다는 점이다. 같은 정도의 뇌 손상이 있더라도, 교육 수준이 높은 사람들은 그렇지 않은 사람들에 비해 증상이 늦게 나타나는 경향이 있다.

여기서 한 가지 주의할 점이 있다. 교육이 치매를 완벽하게 막아줄 수 있는 방패는 아니라는 사실이다. 교육은 치매의 위험을 낮추고 발병을 지연시키는 보호 요인으로 작용하지만, 완전한 예방책은 아니다.

그럼에도 불구하고 교육이 우리 뇌 건강에 미치는 긍정적인 영향은 분명하다. 따라서 우리는 나이에 관계없이 끊임없이 새로운 것을 배우고 익히는 자세를 가질 필요가 있다. 책을 읽거나 악기를 배우거나 새로운 언어를 공부하는 등의 활동은 단순한 취미 이상의 의미를 지닌다. 그것은 우리의 뇌를 건강하게 지키는 소중한 투자인 것이다.

1) 치매 예방에 긍정적인 연구 결과

교육과 치매의 관계를 더욱 명확하게 입증한 획기적인 연구가 있다. 기존에는 교육 수준과 치매 위험의 상관관계는 확인되었으나, 이것이 교육의 직접적 효과인지 아니면 교육받은 사람들의 전반적인 생활 수준에 따른 간접적 효과인지 구분하기 어려웠다.

그러나 멘델 무작위 분석법 Mendelian randomization을 활용한 케임브리지대학의 연구는 이 관계를 과학적으로 규명했다. 이 분석법은 특정 환경 요인과 관련된 유전자 변이들이 질병에 미치는 영향을 분석함으로써 인과관계를 추론하는 혁신적인 방법이다.

2017년 12월 7일, 영국 케임브리지대학 휴 마커스 임상 신경과학 교수 연구팀은 "이 분석법을 이용, 교육 수준이 1년 늘어날 때마다 치매 위험은 11%씩 줄어든다는 연구 결과를 발표했다"고 '데일리 메일' 인터넷판과 '사이언스 데일리'가 보도했다. 이는 단순한 상관관계가 아닌, 교육이 치매 예방에 미치는 직접적인 영향을 보여주는 강력한 증거다.

연구팀은 치매 환자 1만 7,000여 명과 건강한 사람 3만 7,000여 명의 유전자 분석을 통해 흡연, 알코올과 커피, 비타민 D, 교육 수준 등 환경적 치매 위험 요인들이 연관이 있는 것으로 지금까지 알려진 900여 개의 유전자 변이가 치매에 얼마나 영향을 미치는지를 비교했다.

그 결과 교육 수준의 차이와 연관이 있는 유전자 변이가 치매 위험을 평가하는 데 가장 영향력이 큰 요인인 것으로 분석됐다. 이는 교육 수준이 치매 위험 감소와 연관이 있음을 보여주는 가장 강력한 증거라고 마커스 교수는 지적했다. 이 연구 결과는 '영국의학저널'British Medical Journal 최신호에 발표됐다.

이러한 과학적 발견은 앞서 설명한 인지예비능의 개념을 더욱 공고히 뒷받침하는 동시에, 교육이 단순한 사회경제적 지표가 아닌 치매 예방의 핵심 요소임을 입증하고 있다. 따라서 교육에 대한 투자는 개인의 인지 건강을 위한 직접적인 투자라고 할 수 있다.

뇌가 위축된다고 모두 치매에 걸리는 것은 아니다. 뇌가 위축돼도 어떤 사람은 기억력이 감소하고, 어떤 사람은 기억력이 유지된다. 이대서울병원 신경과 정지향 교수는 "기억력이 유지되는데, 교육 수준이 가장 큰 역할을 한다"며, "교육 수준이 높으면 뇌가 위축돼도 인지 장애가 늦게 온다"고 했다.

경도인지장애 환자들을 대상으로 예측 연구를 했더니, 치매가 빨리 오는 그룹, 치매가 천천히 오는 그룹의 차이는 교육 수준이 가장 큰 영향을 미쳤다.

최종 교육뿐만 아니라, 평소 책을 읽고, 대화를 많이 나누며 새로운 경험을 하는 사람, 긍정적인 생각을 하는 습관을 가진 사람이 치매가 늦게 왔다. 뇌를 많이 써서 새로운 신경세포 연결이 일어나고, 뇌 신경세포가 새롭게 만들어지기 때문이다.

교육 수준이 높고 학습량이 많을수록 치매와 알츠하이머병에 걸릴 위험이 낮아진다는 또다른 연구가 나와 주목된다. 지금까지 교육 수준이 높을수록 치매 위험이 낮을 수 있다는 후향적 연구들이 일부 발표된 적이 있지만 이에 대한 배경과 원인은 나온 적이 없었다.

'인지 비축분' Cognitive Reserve, CR은 '인지 예비능'이라고 하는데, 유년기부터 노년기까지 이뤄진 교육과 학습을 통해 쌓인 정보들을 뜻한다. 이러한 기초 정보를 바탕으로 연구진은 구조 방정식을 통해 CR 정보라는 새로운 개념을 창출했다. 과연 CR이 치매 위험성과 관련이

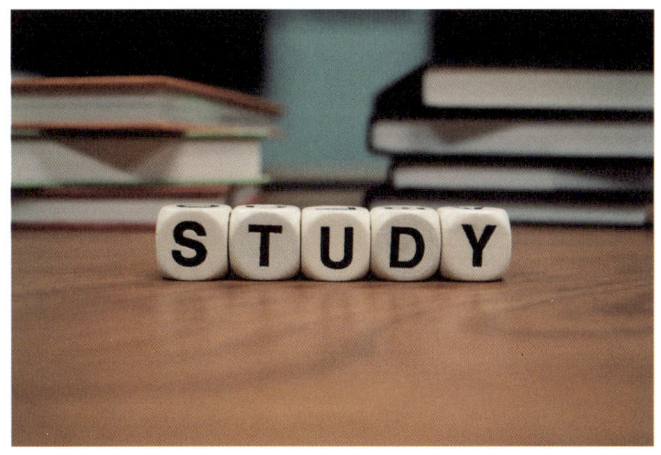
교육 수준의 차이와 연관이 있는 유전자 변이가 치매 위험을 평가하는 데 영향력이 큰 요인으로 분석됐다.

있는지를 알아보기 위한 수단이다.

중국 텐진 의대 후이 쓰Hui Xu 교수팀은 1997년부터 2018년까지 약 20년간 총 1,602명의 환자를 대상으로 진행된 대규모 코호트 연구를 진행한 결과, 학습 및 교육량이 많을수록 치매 위험성이 최대 23%까지 낮아지고 알츠하이머 발병 위험도 43%까지 줄어든다는 사실을 확인했다. 코호트 연구는 특정 특성을 공유하는 집단코호트을 장기간 추적 관찰하여 질병 발생이나 건강 상태의 변화를 연구하는 전향적 관찰 연구방법이다.

따라서 연구진은 CR 정보가 실제로 치매 위험성을 낮추는지를 확인하기 위해 노화 프로젝트라는 연구를 기획했고 CR 점수에 따라 낮음, 중간, 높음 등 3가지의 군으로 나눠 20년간의 추적 조사를 시작했다.

결과는 명확했다. CR 정보가 실제로 치매 위험성을 크게 낮추고 있었기 때문이다. 치매 발병 위험을 분석하자, 중간 그룹은 낮은 그룹에 비해 23%나 치매에 걸릴 위험이 낮아졌다. CR 정보가 높을수록 치매 발병 확률이 낮아진다는 것이 증명된 셈이다. 특히 가장 CR 정보가 높은 군은 낮은 군에 비해 알츠하이머 발병 위험도가 43%까지 낮아졌으며 그외 다른 중요한 뇌경색 위험도도 무려 66%가 줄어드는 결과를 보였다.

이번 연구는 2019년 7월 14일 자 'JAMA 신경학'JAMA Neurology 온라인판에 실렸다.

2) 치매와 교육 수준은 무관하다는 연구 결과

교육 수준이 치매에 의한 뇌세포의 파괴나 인지 능력의 저하 속도를 늦추는 데 별다른 영향이 없다는 연구 결과도 발표됐다. 美 NBC 방송에 따르면 미국 러시 대학병원 로버트 윌슨 교수팀은 2019년 2월 6일 학술지 '뉴롤로지'Neurology에 일단 치매가 시작되고 나면 고학력자와 저학력자 사이에는 그 진행 속도에 차이가 없었다는 결과를 소개했다.

종래의 수많은 연구를 통해 더 많은 교육을 받은 사람일수록 치매에 걸릴 가능성이 낮을지 모른다는 견해가 폭넓게 자리를 잡고 있었다는 점에서 이번 연구 결과는 주목된다.

윌슨 교수팀은 미국 전역의 가톨릭 고령 성직자, 시카고 일원의 고령 시민들을 각각 대상으로 설정한 2개의 연구를 통해 데이터를 수집하고 이를 집중 분석했다. 이들 2개의 연구는 모두 2,889명이 참여할 정도로 규모가 큰 것이었다. 또한 매년 인지 능력의 변화를 알아보는 검사에 응하고 사후 해부를 위해 뇌를 기증하는데 동의하는 조건으로 이뤄졌다.

평균 학력은 16.5년, 평균 나이는 77.8세였으며 치매 증상이 없는 사람들이었지만 8년간에 걸친 추적 조사를 마칠 무렵에는 1,044명이 사망했고 696명이 치매 진단을 받고 있었다. 분석이 시작될 무렵에는 사망자 752명에 대한 뇌 해부 작업도 끝난 상태였다.

윌슨 교수팀은 12년 이하의 학력, 13~16년의 학력, 17년 이상의 학력을 기준으로 이들을 3개 그룹으로 나누고 인지 능력의 변화를 살폈다. 고학력자들은 연구 초기에 실시된 사고와 기억력 검사에서 높은 점수를 받았다. 하지만 인지 능력이 쇠퇴하기 시작하면서부터는 고학력이 절대적인 영향을 미치지 않은 것으로 판명됐다.

윌슨 교수는 다만 이런 연구 결과가 교육이 소용없다는 것을 뜻하는 것은 아니라고 신중한 자세를 취했다. 교육이 뇌에 미치는 영향은 웨이트 트레이닝이 근육에 미치는 영향과 같다고 지적하면서 더 많은 교육을 받은 사람일수록 뇌의 특정 부분이 두꺼워지며 신경세포망도 조밀해진다고 강조했다.

그러면서 인지 능력이 악화할 만큼 오래 산다면 높은 교육 수준이 사고력과 기억력이 감퇴하는 속도를 늦추지는 못할 것이라고 덧붙였다. 또 윌슨 교수는 "과거에 받았던 교육이 인지 능력의 쇠퇴 속도에 영향을 미치지 못하지만, 노년에 접어들면서 새로운 것들을 배운다면 달라질 것"이라고 말했다.

이처럼 상반된 연구 결과가 존재하더라도, 교육이 뇌 발달에 미치는 긍정적인 영향은 여전히 중요한 사실로 받아들여지고 있다. 교육이 뇌에 미치는 영향에 대한 연구는 다양한 결과를 보이지만, 대부분의 연구에서는 교육이 뇌 발달에 중요한 역할을 한다고 결론짓고 있다. 다만 연구에 따라 교육의 효과가 나타나는 정도나 메커니즘에 대한 차이가 있을 수 있다.

* 참고: 메디칼타임스 2019. 07. 15, 연합뉴스 2019. 02. 07, 한국경제 2017. 12. 08

2
운동으로 치매 예방하기

우리는 종종 운동이 단순히 체력 증진이나 다이어트를 위한 것이라고 생각한다. 하지만 운동은 우리의 뇌 건강, 특히 치매 예방에 놀라운 효과를 보여준다.

규칙적인 운동은 뇌의 혈액순환을 개선하고 산소 공급을 늘려준다. 운동을 통해 증가된 혈류는 우리의 뇌 세포들에 새로운 활력을 불어넣는다. 특히 걷기와 같은 유산소 운동은 뇌의 해마 부위를 자극해 기억력 향상에 도움을 준다.

하루 30분의 걷기만으로도 우리는 치매 예방을 위한 중요한 첫걸음을 내딛을 수 있다. 빠르게 걷기는 심장 박동을 높이고 뇌에 더 많은 영양분을 공급하여, 인지기능 저하를 늦추는 데 효과적이다. 여기에 계단 오르기를 더하면 더욱 큰 효과를 볼 수 있다.

춤추기 역시 치매 예방에 탁월한 운동이다. 음악에 맞춰 움직이는

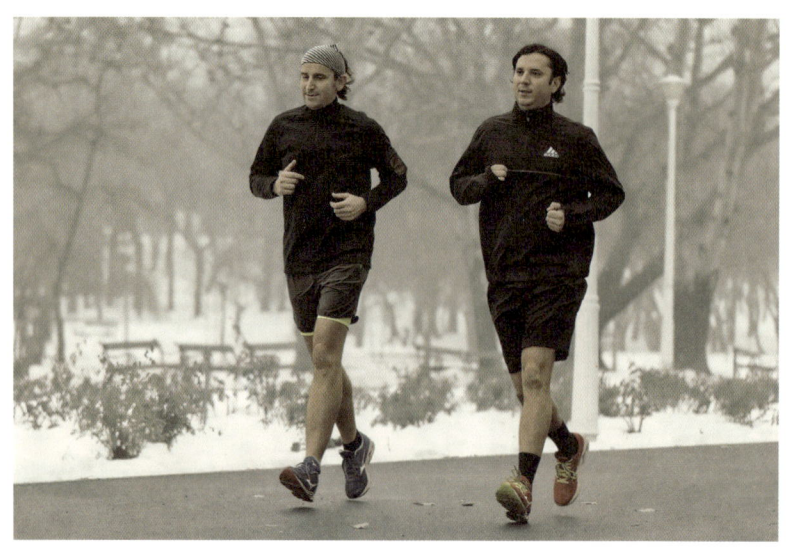
치매 예방을 위한 중요한 첫걸음은 바로 걷기다.

동작은 뇌의 여러 부위를 동시에 자극하고, 사회적 교류도 늘려준다. 특히 파트너와 함께하는 댄스는 기억력과 공간지각능력을 향상시키는 동시에 즐거운 감정도 선사한다.

수영은 또 다른 훌륭한 선택이다. 물속에서의 운동은 관절에 무리가 가지 않으면서도 전신 근육을 고르게 사용하게 한다. 물의 저항을 이겨내며 움직이는 동작들은 뇌의 집중력을 높이고 균형 감각을 발달시킨다.

요가나 태극권과 같은 명상적 운동도 치매 예방에 도움이 된다. 이러한 운동은 심신의 균형을 잡아주고 스트레스를 줄여주는데, 스트레스 호르몬의 감소는 뇌 건강에 매우 중요한 요소다.

운동이 치매에 어떠한 영향을 주는지 과학적 연구 결과를 살펴보자.

1) 기억력 향상과 밀접한 신경세포

우리나라 중앙치매센터 홈페이지에서는 '치매예방수칙' 중 첫 번째로 운동을 강조하고 있다. 특히 신체 활동은 세계보건기구WHO가 치매 예방 지침으로 삼을 정도로 중요하다. 무엇보다 걷기와 같은 유산소 운동은 뇌에 혈액과 산소, 영양분이 원활히 공급될 수 있도록 돕는다. 이는 각종 신경인자들의 자극으로 이어지고 신경 성장을 촉진한다.

다양한 연구를 통해, 운동은 치매에 의해서 나타나는 인지력 저하를 예방하고 합병증을 감소시키는 역할을 하는 것으로 알려졌다. 나이가 들면서 뇌 기능을 보존하는 데 있어 운동이 핵심적인 역할을 한다는 것이다. 따라서 치매를 예방하기 위해서는 지속적인 운동을 통한 규칙적인 생활습관이 요구된다.

1990년대 후반, 그동안의 학설을 뒤엎은 연구가 발표됐다. 사실 1990년대까지만 해도 성인 뇌에서는 신경세포가 죽어갈 뿐 새로 만들어지지 않는다고 믿었다.

그런데 1990년대 후반 미국 캘리포니아주 샌디에이고에 있는 세계적인 '생명과학 소크 연구소'Salk Institute for Biological Studie 프레드 게이지 박사팀은 놀라운 사실을 발견했다.

쥐를 쳇바퀴에서 계속해서 달리게 한 결과, 뇌의 해마 부위에서 새로운 신경세포가 만들어졌고, 이 신경세포는 기억력 향상과 관련이 있음이 밝혀졌다.

아울러 2003년 영국 런던대학의 마이클 워즈워스 교수 연구팀은 36살 성인 약 1,900명을 대상으로 신체 활동과 인지 능력의 상관관계를 17년 동안 추적 조사했다. 이들이 43살과 53살이 되었을 때 기억력과 운동량을 조사한 결과, 노화에 따른 기억력 감퇴가 주 2회 이상 꾸준히 운동한 성인들에게서는 그렇지 않은 성인들에 비해 뚜렷하게 느리게 나타났다. 종합하면, 지속적인 운동은 나이가 들어서도 인지기능 향상에 도움을 준다는 것이다.

2016년 미 국립보건원NIH 산하 노화연구소NIA의 반 프라그 박사 연구팀은 쥐를 지속적으로 운동시킬 때 근육세포에서 분비되는 물질들을 분석해 혹시 이들 중에서 뇌로 직접 전달되는 것이 있는지 알아보았다. 그 결과 '카텝신 비'cathepsin B라는 단백질이 뇌로 직접 전달되며, 이 단백질이 뇌에서 신경영양인자 발현 증가와 새로운 신경세포 생성을 유도하는 현상이 발견됐다.

이는 운동에 의해 활성화된 근육세포에서 분비되는 단백질들이 호르몬처럼 뇌로 전달되어 직접 인지기능을 조절할 가능성을 새롭게 제시한 것이다.

운동 치료의 주요 목적은 근력과 근지구력 및 균형능력 증진과 신체적 기능저하를 예방하여 삶의 질을 높이는 데 있다. 치매 환자의 운동량은 주당 2~3회 빈도, 최대심박수의 60~80%, 1회 20~60분이 효과적이다.

2) 근육 촉진 호르몬, 중추신경계 회복

　브라질 리우데 자네이루 연방대학의 페르난다 데 펠리스 교수 등 국제 공동연구팀은 2019년 7월 8일 알츠하이머환자들에게서 건강한 사람보다 '이리신'Irisin 호르몬이 적게 분비된다는 것을 발견했다.
　"생쥐 실험을 통해 이리신 분비를 차단하니 학습과 기억장애가 유도되고, 반대로 호르몬을 다시 공급하니 장애가 회복되는 효과가 나타났다"는 것이다. 이리신은 운동 시 근육에서 분비되는 단백질 호르몬으로, 체지방을 분해하고 인지기능 개선에 도움을 주는 것으로 알려져 있다.
　국제 공동연구팀은 운동과 인지 사이에 작동하는 직접적인 생물학적 작동원리를 찾아 나섰다. 연구팀은 운동에 의해 분비가 늘어나고 근육이 힘을 줄 때 확산하는 호르몬인 이리신이 말기 알츠하이머 환자들뿐만 아니라 알츠하이머병에 걸린 모델 동물들의 해마와 중추신경계에서 많이 줄어들었다는 사실을 발견했다.
　정상 생쥐의 뇌에서 이리신 농도를 줄여 인위적으로 시냅스의 탄력성과 기억력을 감퇴시켰다. 반대로 알츠하이머병에 걸리게 만든 모델 쥐한테 이리신 농도를 높여 시냅스 탄력성과 기억력을 회복시켰다.
　좀더 흥미로운 것은 알츠하이머 모델 쥐의 뇌에서 이리신 분비를 차단했더니 운동에 의한 효과가 함께 사라지는 것을 발견했다. 그러나 이리신 차단 없이 매일 운동을 한 알츠하이머 모델 쥐는 시냅스 퇴화가 늦춰지거나 멈췄다.

연구팀은 운동이 이리신으로 중계된 '근육-뇌 축'을 통해 신경 퇴화의 시작을 막거나 적어도 완화할 수 있다는 것을 보여준다고 밝혔다. 연구팀 논문은 과학저널 '네이처 메디신' 2019년 7월 7일 자에 게재됐다.

3) '유산소 운동' 매우 효과적

알츠하이머병 환자의 특징 중 하나는 기억에 중요한 역할을 하는 해마의 크기가 줄어든다는 점이다. 미국 일리노이대학 아서 크레이머 교수팀이 노인들을 대상으로 '유산소 운동 요법'을 시행한 결과, 해마의 크기가 증가하고 기억력이 향상된 것으로 드러났다. 유산소 운동은 무산소 운동의 반대말로, 뜻은 에너지를 산소 대사를 통해 얻어 지속적인 힘을 내어야 하는 운동을 말한다. 즉, 지방과 글리코겐을 완전 연소시킬 수 있는 강도로 행해지는 운동을 의미한다. 일반적으로 많은 산소를 대사할 수 있는 대근육을 사용한다.

미국 텍사스대학교 사우스웨스턴 메디컬센터 연구팀은 55세 이상의 성인 70명을 대상으로 연구를 진행했다. 연구팀은 무작위로 대상자를 두 그룹으로 나눠 한 그룹은 일주일에 4~5회 약 30분간의 유산소 운동을 하게 했고, 다른 그룹은 보통 강도의 유연성 운동을 하게 했다. 연구 시작 시점에서 대상자 모두 뇌에 약간의 아밀로이드 플라크가 형성돼 있었고, 가벼운 인지기능 장애가 있었다.

인지기능 장애는 알츠하이머병의 징조로 꼽힌다. 추적 조사연구는 1년에 걸쳐 실시됐다. 연구 결과, 두 그룹 모두 기억이나 문제를 푸는 능력 등 정신기능에서는 비슷한 수준을 유지했다.

하지만 유산소 운동을 한 그룹은 뇌 촬영 검사 결과, 뇌 해마 부위가 덜 줄어든 것으로 나타났다. 해마는 뇌 관자엽의 안쪽에 위치하면서 둘레계통(변연계)에서 한가운데 원호의 일부분을 차지하는 부위다. 해마는 학습, 기억 및 새로운 것에 대한 인식 등의 역할을 하는 곳으로 알츠하이머병에 가장 먼저 영향을 받는 부위로 알려져 있다.

연구팀의 롱 장 박사는 "꾸준한 유산소 운동은 기억력 저하를 예방하는 데 매우 효과적인 방법이다" 아울러 "노년기에는 근육 손실이 발생하기 쉽고 부족한 근육량은 필연적으로 신체 활동의 저하로 이어지는 만큼 유산소 운동뿐만 아니라 팔다리 근육, 핵심 근육을 단련하기 위한 근력운동도 병행하는 게 치매 예방에 도움이 될 수 있다"고 말했다. 이어 "1주일에 3회 이상, 1회에 30분 이상 꾸준히 유산소 운동을 하는 등 평소 신체 활동을 꾸준히 늘리는 방향으로 생활습관을 바꿔야 한다"고 조언했다.

여기에서 주목되는 되는 것은 자극적인 환경에서 운동이 더욱 효과적이라는 점이다. 독일 드레스덴 재생치료센터 연구진은 쥐를 대상으로 한 실험에서 운동만으로도 해마가 좋아지지만, 인지적 요구와 결합된 자극적인 환경에서 운동을 할 때, 새로운 신경세포가 훨씬 더 많이 생성된다는 사실을 발견했다.

이와 함께 독일 헬름홀츠 뇌질환센터 연구진도 시각 및 청각 자극이 동시에 병행되는 댄스 트레이닝 같은 유산소 운동이 노화성 기억 저하를 늦추는 데 가장 효과가 있다는 연구 결과를 발표했다.

4) 짧은 시간 '고강도 운동'

노령에도 운동하면 치매가 예방된다는 과학적인 연구는 오래전부터 나왔다. 중요한 것은 운동의 강도다.

2023년 초 뉴질랜드 오타고대학교University of Otago 트래비스 기번스Travis Gibbons 교수 등이 '생리학저널'에 발표한 논문에서 단 6분간의 강도 높은 운동이 알츠하이머 등 퇴행성 뇌 질환을 예방할 수 있다는 연구 결과를 제시했다.

논문 주제는 '20시간의 단식이 운동으로 생성된 뇌 신경전달물질 BDNF·Brain-Derived Neurotrophic Factor 수준에 미치지 못하지만, 대조적으로 강도 높은 운동은 뇌에 큰 영향을 미친다'는 것이다. 뇌 신경전달물질 BDNF는 뇌를 활성화하는 체내 물질이다.

이 연구에서 6분간 강도 높게 고정식 자전거를 타는 경우, 가벼운 운동을 90분간 하는 경우, 20시간 단식하는 경우로 나눠 혈액 샘플을 비교했다. 결과는 6분간의 강도 높은 운동이 다른 두 경우에 비해 혈액 내 BDNF 농축량이 4~5배 더 많았다. 이 논문의 저자들은 "강도 높은 운동이 혈액 내 BDNF를 증가시키는 가장 효율적인 방법"이라고 결론지었다.

운동하면 근육에서 BDNF가 생성되고 활성화된다는 연구 결과가 나온 이후 운동이 뇌에 미치는 영향에 대한 다양한 연구가 진행되고 있다. 여러 연구를 종합하면 운동을 하면 근육이 'IGF-1'이란 단백질을 만들어낸다. 이 단백질은 인체 내 신경전달물질의 선구자적인 역할을 한다. IGF-1은 피를 타고 흘러 뇌까지 이르는데 뇌 신경전달 물질인 BDNF를 포함해 다른 화학물질을 만들어내는 명령을 신경계에 보내는 것이다.

뇌에 BDNF가 많으면 많을수록 지식 축적을 더 많이 할 수 있다는 게 과학자들이 얻은 결론이다. 운동이 머리를 좋아지게 만들뿐 아니라 우울증은 물론 치매를 예방할 수 있다는 배경에 위와 같은 과학적 결과물들이 있다.

5) 시간과 장소에 효율적인 '걷기'

정상적으로 걷는다는 것은 뇌에서 가장 빠른 길에 대한 전략적인 계획이 필요하며 이후 심리상태와 환경 사이에서 다양한 판단을 해야 한다. 어떻게 가야 안전하고 효율적인지 걸으면서 계속 계산하는 것이다.

이 과정에서 다양한 판단이 내려진다. 파란불이 깜빡이는 것을 보고 "지금 가야 하나, 아니 지금 가면 위험해, 갑자기 나타난 오토바이를 어떻게 피해야 할지" 등 수많은 인지 작용이 일어나는 것이다.

근육량은 30대부터 50대까지 10년마다 15%씩 감소한다. 60대가 되면 10년마다 30%씩 급격히 줄기 시작한다. 노년층에서 근육량이 감소하면 인지기능에도 영향을 미쳐 치매의 발병 위험도 증가한다.

근육량 감소를 늦추는 걷기는 인간의 가장 기본적인 움직임이다. 과거에는 걷기를 인지기능에 관여하지 않는 자동적 운동으로 생각했지만, 최근에는 뇌의 해마·전두엽과 연결된 복잡한 인지기능이 동반된 운동이라는 연구 결과가 속속 나오고 있다.

복잡하고 어려운 운동보다 걷기 운동이 권장된다. 또한 걷기는 시간과 장소 제한을 받지 않아 누구나 쉽게 할 수 있으며 유산소 운동과 근력운동 효과를 모두 얻을 수 있다. 하루에 30분씩 1주일에 3~4회 꾸준히 하는 것이 좋으며, 처음부터 오래 걷는 것보다 무리가 되지 않는 선에서 천천히 시간을 늘리는 것이 권장된다.

일반적으로 정상인의 걸음 속도 범위는 초당 1.2~1.4m다. 치매나 경도인지장애를 가진 사람들의 걸음 속도는 이보다 떨어진다. 경도인지장애가 있으면 초당 0.6~0.8m. 걸음 속도가 초당 0.4m 이하로 떨어지면 낙상 확률이 높아졌다. 육체적인 결함 없이 초당 0.4m 미만으로 걷는다면 치매를 의심해야 한다.

'미국의사협회 신경학회지' JAMA Neurology에 소개된 연구에 따르면 하루 평균 9,826보를 걷는 사람은 7년 이내에 치매에 걸릴 확률이 50%나 낮은 것으로 나타났다.

특히 연구진은 파워 워킹처럼 빠르게 걷기를 권장했다. 1분에 40보 이상의 속도로 걸으면 하루에 6,315보만 걸어도 치매 위험이 57%까지 감소했기 때문이다. 빠른 속도가 아니더라도 하루 약 3,800보 걸었을 때 치매 위험은 25% 줄어든 것으로 분석됐다.

치매는 한번 발병하면 치료하기 힘들다. 지속해서 악화되기에 조기에 치매 위험을 선별해 예방하는 게 가장 중요하다. 치매 고위험군에게 예방적 처방을 내려 발병을 5년 지연시키면, 20년 후 국가 치매 유병률이 44%로 낮아지고, 의료비 또한 8배 정도 줄일 수 있다.

하루의 대부분을 앉거나 누워서 보내는 중증 치매 환자는 활동량이 크게 줄어듦에 따라 근력이 더 쉽게 감소해 거동이 힘들어진다. 바닥에 놓인 전선줄에도 쉽게 걸려 넘어진다. 이때 위축된 허벅지 근육을 운동으로 단련해야 낙상을 방지하고 일상적인 활동을 원활하게 할 수 있다.

치매 환자를 대상으로 한 운동 치료는 환자에게 할 수 있다는 자신감과 성취감을 줄 뿐만 아니라 불안과 우울증을 완화시켜 치매의 진행 속도를 지연시키는 데 매우 효과적일 것으로 기대된다.

치매 진단 후, 더 적극적으로 운동을 진행해야 하는 이유는 남은 신체 기능을 보존함으로써 세수하기, 식사하기 같은 일상생활 수행능력을 유지하여 요양의 의존도를 줄일 수 있다.

나아가 요양 과정으로의 진입을 막고, 행동 장애를 줄이며 낙상을 예방하고 인간으로서 삶의 질에 대한 향상을 위해서이다. 치매는 예방이 중요하다. 치매 예방의 가장 좋은 방법은 운동이다.

* 참고: 대한치매학회, 동아일보 2023. 11. 25, 중앙일보 2023. 10. 14, 연합뉴스 2023. 08. 05, 디멘시아뉴스 2023. 04. 11, 헬스조선 2020. 09. 19, 한겨레 2019. 10. 19, 2019. 06. 15, 코미디닷컴 2019. 09. 23.

③ 건강한 식습관의 힘

우리의 뇌 건강은 매일 식탁에서 무엇을 선택하느냐에 따라 크게 달라질 수 있다. 특히 치매 예방에 있어 건강한 식습관의 역할은 매우 중요하다. 건강한 식습관이란 특별한 것이 아니다. 신선한 재료로 균형 잡힌 식사를 하고, 과도한 가공식품을 피하며, 규칙적인 식사 습관을 유지하는 것이 핵심이다. 이러한 작은 실천들이 모여 우리의 뇌를 건강하게 지키는 커다란 보호막이 되는 것이다. 이렇게 중요한 식습관에 대해 좀더 자세히 살펴보자.

1) 식생활 개선, '예방과 지연'

노인들에게 가장 공포의 질환으로 인식되고 있는 치매는 이전 상태로 회복되는 치료는 현재의 의료기술로는 불가능하다. 이 때문에 최대한 치매가 진행되는 속도를 늦추거나 예방하는 것이 중요하다. 치매를 예방하기 위한 다양한 방안들이 제시되고 있는 가운데 가장 주목 받는 것이 '식생활 개선'으로 치매 발병을 예방하거나 지연하는 방법이다.

치매는 유전적·환경적 요인 등 선·후천적 원인들이 복합적으로 작용해서 발병한다. 때문에 평소 실천할 수 있는 식습관 개선으로 발병 위험을 조금이라도 줄여야 한다. "내가 먹는 음식이 나를 만든다"는 말처럼 건강을 지키기 위한 주요 방법의 하나로 꼽히는 것이 바로 음식이다.

음식은 노인의 기억력 등 인지 능력 향상에 직접적인 도움을 준다. 5대 영양소를 갖춘 식사를 규칙적으로 하는 것은 뇌 건강의 기본이다. 치매 예방을 위해서는 고기, 생선, 달걀 등 단백질이 풍부한 음식을 충분히 챙겨 먹어야 한다. 단백질이 부족하면 뇌에 존재하는 신경전달물질 생성이 어려워지면서 치매가 생길 수 있다.

네덜란드 연구팀은 치매가 없는 평균 66세의 노인 4,213명을 대상으로, 이들의 식습관과 뇌 상태의 연관성을 분석했다. 그 결과, 채소·과일·유제품·생선·견과류·올리브유 등을 많이 먹어서 식습관 점수가 높았던 사람은 가공식품을 많이 먹어서 식습관 점수가 낮았던 사람보다 뇌 용적부피이 평균 2ml 컸다. 연구팀에 따르면 노화가 1년 진행되면 뇌 용적이 3.6ml 작아지며, 특히 치매 등으로 인해 인지기능이 떨어지면 뇌 용적도 작아지는 경향을 보인다.

고려대 의대 안암병원 정신건강의학과 이민수 교수는 "아직 음식으로만 치매를 100% 예방할 방법은 없지만, 치매의 위험인자인 고혈압, 당뇨, 심장병, 고지혈증, 뇌경색 등이 생기지 않도록 건강한 식습관을 유지하는 것은 치매 예방에 매우 중요하다"고 말한다.

최근 루테인lutein, 제아잔틴zeaxanthin, 베타 크립토잔틴β-cryptoxanthin 같은 카로티노이드 계열의 항산화 영양소가 뇌 노화로 인한 치매를 예방한다는 결과가 발표됐다.

미국 국립노화연구소가 '국가 건강 코호트'에 등록된 7,000여 명을 대상으로 한 대규모 연구 결과다. 이들을 대상으로 항산화제의 혈중 농도를 십수 년간 추적 관찰한 결과, 이들 항산화 영양소 혈중 수치가 높을수록 치매 발생 시기가 최대 10년 이상 늦어졌다.

항산화 영양소가 세포 손상을 유발할 수 있는 산화스트레스로부터 뇌를 보호하는 데 도움을 주었기 때문이라고 연구팀은 분석했다. '루테인과 제아잔틴'은 케일, 시금치, 브로콜리, 완두콩 등과 같은 녹색 채소에 풍부하다. 이와 함께 '베타 크립토잔틴'은 오렌지, 파파야, 귤과 감 등과 같은 과일에 풍부하게 분포한다.

2) 치매 예방에 좋은 음식

치매 진행을 늦춘다고 알려진 지중해식 식단을 실천하는 것도 방법이다. 이는 생선과 견과류, 과일 및 채소, 올리브유를 중심으로 먹는 식단이다. 통곡물은 하루에 3회 이상, 채소는 하루에 1회 이상, 견과류는 주 5회 이상, 베리류는 주 2회 이상, 두부나 콩류는 주 3회 이상, 생선은 주 1회, 가금류는 주 2회 섭취한다. 가공육·패스트푸드·튀김·치즈는 피하고, 요리할 때는 버터나 마가린 대신 올리브유를 사용한다.

그렇다면 먼저 치매 예방에 중요한 음식과 식습관에는 무엇이 있는지 알아본다. 대표적으로 불포화지방산이 이러한 위험을 크게 줄이는 역할을 한다. 불포화지방산은 좋은 콜레스테롤의 수치를 높여주어 혈관을 깨끗이 하고, 동맥경화를 방지하며, 혈관도 탄탄하게 한다. 이에 포화지방산은 줄이고, 리놀렌산과 오메가-3와 같은 불포화지방산이 함유된 음식을 섭취해야 치매를 예방할 수 있다.

식물성 단백질 풍부한 콩류

치매 예방에 좋은 음식들은 주변에서 찾아보기 어렵지 않다. 대표적인 음식은 한국인의 밥상에서 빠지지 않는 콩이다. 콩으로 만든 된장, 두부 등 음식도 포함이다. 콩류 음식은 신경세포 재생 효과를 보여 치매 예방에 도움이 된다.

최근 홈쇼핑 등에서 치매 예방에 도움을 준다며 판매하는 뇌 영양제의 주성분 '포스파티딜세린'Phos-phatidylserine, PS도 콩에서 추출한 성분이다. 전문가들은 콩류 음식을 잘 챙겨 먹으면, 비싼 포스파티딜세린을 구입해서 복용할 필요가 없다고 조언한다.

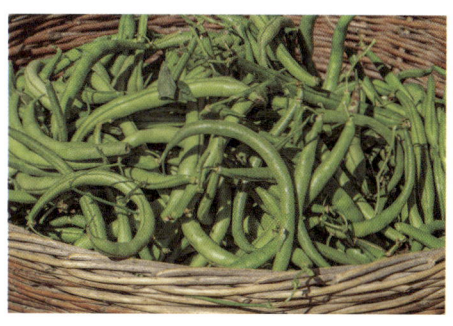
콩류 음식은 신경세포 재생 효과를 보여 치매 예방에 도움이 된다.

세포벽 보호하는 견과류

호두와 아몬드, 땅콩과 잣, 아마씨 등의 견과류에는 불포화지방산이 70% 이상 함유되어 있다. 견과류는 뇌세포에 쌓이는 노폐물을 제거하고, 뇌 기능을 활성화해 기억력과 집중력을 높여주며 노화를 막는 항산화제도 많이 들

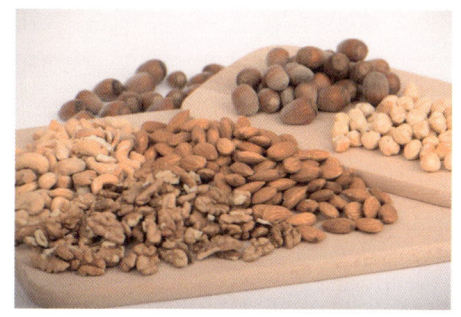
견과류는 뇌세포의 노화 방지에 도움이 된다.

어있어 뇌세포의 노화 방지에도 도움이 된다. 구하기도 쉽고 먹기도 편한 견과류조림 등의 반찬으로 늘 식탁에 올리거나 작은 통에 담아서 가지고 다니며 간식으로 섭취하면 좋다.

뇌세포 구성 '올리브유와 들기름'

올리브유와 생들기름은 불포화지방산이 많이 들어있는 식물성 기름이다. 견과류만큼이나 많은 불포화지방산을 함유하고 있다. 올리브

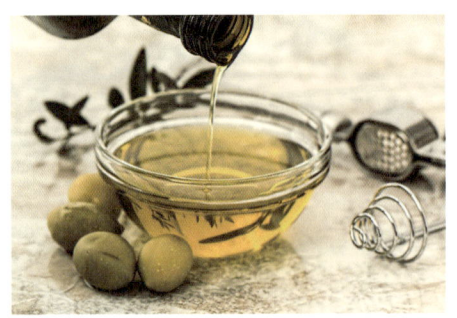
리놀렌산이 풍부한 들깨는 치매 예방에 좋다.

유는 올리브를 열에 가열하지 않고 바로 추출한 엑스트라버진 등급의 올리브유가 좋고, 들깨를 볶지 않고 생으로 압착해 추출한 생들기름이 좋다.

특히 들깨에는 뇌세포 구성 물질인 DHA를 만드는 리놀렌산이 풍부해 치매 예방에 좋다. 늘 식탁 위에 올려두고 나물무침이나 미역국, 비빔밥, 샐러드 등에 넣어 섭취하면 좋다.

오메가-3 풍부한 해산물

오메가-3 지방산은 뇌의 염증을 억제하고 뇌의 발달과 신경세포 재생에 영향을 미치는 것으로 알려져 있다. 등푸른생선에 많이 들어있는 오메가-3 지방산이 노화에 따라 진행되는 뇌의 축소를 억제하는 효과가 있다는 연구 결과가 나왔다.

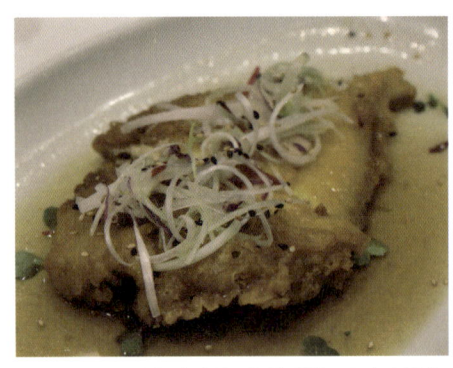
오메가-3 지방산은 뇌의 염증을 억제하는 효과가 있다.

2014년 1월 23일 영국 '데일리 메일'에 따르면, 미국 사우스다코타대학의 제임스 포탤러 박사는 '여성건강 기억력연구'WHIMS에 참여한 여성 1,111명의 8년간 조사자료를 분석한 결과, 이 같은 사실을 확인했다.

포탤러 박사는 "오메가-3 지방산의 혈중 수치가 높은 여성일수록 뇌의 총용적이 큰 것으로 나타났다"고 설명했다. 오메가-3 지방산의 혈중 수치가 7.5%인 여성은 3.4%인 여성에 비해 뇌의 용적이 0.7% 큰 것으로 나타났다.

이는 나이를 먹으면서 진행되는 뇌세포의 정상적인 손실 속도가 1~2년 지연되는 것과 맞먹는 효과다. 특히 오메가-3 지방산 수치가 높은 여성은 뇌의 기억중추인 해마 영역의 용적이 2.7% 큰 것으로 나타났다. 이는 오메가-3 지방산이 노화에 의한 뇌의 위축에 수반되는 인지기능 저하의 속도를 늦출 수 있음을 시사하는 것이라고 포탤러 박사는 설명했다. 이 연구 결과는 '신경학'Neurology 최신호에 실렸다.

해산물과 고등어, 삼치와 청어, 정어리, 꽁치 등에 불포화지방산이 많이 들어있다. 불포화지방산 중에서도 특히 오메가-3가 풍부하다. 오메가-3는 혈액순환을 좋게 하고, 두뇌에 영양을 공급해 준다. 생선의 경우 기름에 튀기거나 열을 가하면 좋은 지방 성분이 많이 손실되니 조리 시 주의해야 한다.

이와 함께 미역 등 해조류에 들어있는 요오드는 두뇌 발달과 연관 있는 갑상선 호르몬의 재료가 된다. 또한 특히 미역은 머리를 맑게 해 주는 칼륨이 많이 들어있다.

엽산이 풍부한 푸른색 채소
기억력 강화에도 도움이 되는 항산화제는 색이 짙은 과일과 채소에 다량 함유되어 있다. 식품으로는 토마토리코펜, 브로콜리설포라페인, 블루베리안토시아닌, 건포도레스베라트롤, 딸기, 자두 등이 있다.

특히 십자화과 채소인 양배추, 시금치, 아스파라거스 등은 치매와 관련된 아미노산인 호모시스테인 수치를 낮추는 비타민이 많다. 뇌졸중 위험인자 중 하나가 호모시스테인이다.

호모시스테인은 세포가 단백질을 생성할 때 생기는 일종의 부산물인데, 이것이 몸속에 많이 쌓이게 되면 혈관벽을 훼손해 뇌졸중이나 치매를 유발할 수 있다. 그래서 뇌졸중 검사를 할 때 혈액 내 '호모스시테인'homocystein 의 수치를 측정하기도 한다. 치매 위험인자 중 하나인 호모시스테인의 양을 줄여주는 것이 바로 비타민 B군에 해당하는 엽산folate 이다.

푸른색 채소에 많이 들어있는 엽산은 수용성 비타민이므로 되도록 조리하지 않고 섭취하는 것이 좋다. 부득이하게 조리할 경우에는 살짝 익혀 먹는 것이 영양 흡수에 효과적이다. 과일의 껍질에는 항산화제가 다량 들어있으므로 가능한 한 껍질째 먹는 것이 좋다.

이와 함께 카레강황 또는 울금의 '커큐민'curcumin이라는 성분이 치매를 일으키는 원인 중 하나인 뇌에 축적되는 독성 단백질을 분해한다. 은행잎 추출물Ginkgo biloba도 혈액 순환을 개선하고 뇌의 산소 공급을 증가시켜 인지기능을 향

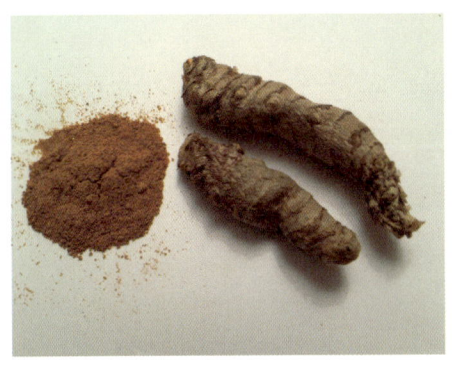

커큐민은 뇌에 축적되는 독성 단백질을 분해한다.

상시키는 데 도움이 된다.

아울러 치매에 좋은 음식인 호박에 들어있는 식물 영양소는 우리 뇌를 보호하는 역할을 한다. 호박은 식이섬유, 칼륨, 비타민 B3, 비타민 E를 풍부하게 포함하여 건강에 중요한 영양소로 작용한다.

3) 피해야 할 음식

설탕

치매 예방을 위해서 피해야 할 음식 첫 번째는 '설탕' 고과당이다. 설탕은 먹는 즉시 혈당을 높여 인슐린 저항성이 생기기 쉽다. 그래서 결국 후천적 2형 당뇨병에 걸리게 되고, 혈관에 문제를 일으키는 주범이 될 수 있다. 당뇨가 없는 사람들에 비해 당뇨가 있으면 혈관성 치매 위험률이 2~3배 더 높아지는 것으로 알려져 있다.

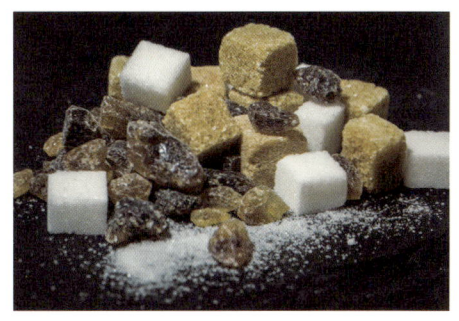
설탕은 혈당을 높이는 주범이다.

우리 뇌는 세포 활동을 위한 연료를 공급하기 위해 '포도당' 형태의 에너지를 사용한다. 하지만 고과당 식사는 뇌에 과도한 포도당을 공급할 수 있다. 뇌의 과도한 포도당은 기억력 손상, 기억장애를 일으킨다.

영국에서 1985년 진행된 연구에 따르면 당뇨로 진단된 나이가 어릴수록 치매에 걸릴 확률이 높다는 결과가 나왔다. 때문에 당뇨를 얼마나 오랫동안 앓았는지가 치매 확률을 높일 수 있다.

또 노인의 몸은 설탕을 자주 섭취하면 당뇨에 걸릴 위험이 커진다고 한다. 뇌세포가 손상되거나 치매에 걸리면 단 과자나 단 음식들을 더 많이 찾는다는 연구도 있다.

때문에 치매 예방을 위해선 흰쌀이나 밀가루, 케이크, 설탕시럽 등은 될 수 있으면 피하는 것이 좋다. 이에 정제된 밀가루 빵보다는 통밀빵을, 한식으로는 흰쌀밥보다는 잡곡밥이 권장된다.

포화지방산과 트랜스지방

치매에 제일 나쁜 것은 포화지방산이다. 포화지방산 함유 식품을 먹으면 치매의 위험인자인 고혈압, 당뇨, 심장병, 고지혈증, 뇌경색 등을 쉽게 일으킨다. 상온에서 액체인 불포화지방산과는 달리 포화지방산은 상온에서 고체의 형태를 띤다. 대개가 동물성 지방이다. 대표적인 것이 버터나 치즈, 삼겹살, 햄버거, 치킨과 과자 등이다.

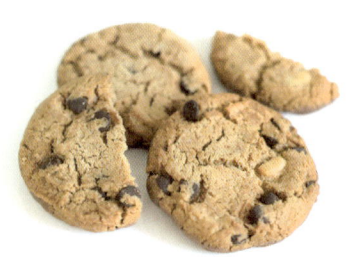

트랜스지방은 뇌의 모세혈관을 공격하고 염증을 유발한다.

이와 함께 트랜스지방은 불포화지방산이 산패하는 것을 방지하고, 보존기간을 늘리기 위해 액체 상태의 식물성 기름을 반고체나 고체상태로 가공한 지방으로 마가린이 대표적이다. 가공된 음식인 빵과 쿠키, 그리고 튀긴 음식에 트랜스지방이 많이 함유돼 있다.

빵과 쿠키의 맛과 바삭함을 위해 들어가는 트랜스지방인 쇼트닝은 체내에 들어와 뇌의 모세혈관을 공격하고 염증을 유발한다. 매일 습관적으로 먹는 빵과 쿠키는 만성적인 높은 혈당과 필요 이상의 당으로 혈관을 공격하고 뇌신경을 손실시켜 치매를 유발한다.

일본 규슈대학 연구팀이 60세 성인 남녀 1,600명의 혈중 트랜스지방 농도를 10년간 추적 관찰했다. 혈중 트랜스지방 농도에 따라 대상자를 4개 그룹으로 나눴을 때 혈중 트랜스지방 수치가 높은 그룹이 가장 낮은 그룹보다 치매에 걸릴 확률이 52% 높았고, 알츠하이머 치매에 걸릴 확률은 39%가 더 컸다.

가공식품

치매 예방을 위해 피해야 할 또하나의 음식은 가공육을 포함한 '가공식품'이다. 대표적으로 햄과 소시지 같은 가공육은 조리가 간편해서 아예 먹지 않는 것은 힘든 일이다. 하지만 많이 먹으면 치매 유발에 영향을 줄 수 있다는 점을 잊지 말아야 한다. 이들 가공식품은 치매 외에도 심혈관질환 등 많은 질병의 원인으로 손꼽히고 있다.

미국 건강매체 '웹엠디'에 따르면 중국 연구진은 영국의 건강정보의 데이터베이스인 UK Biobank에 등재된 7만 2,000명 이

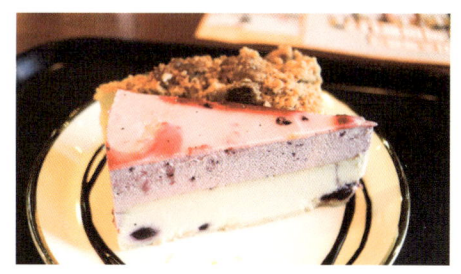

가공식품은 치매 예방을 위해 가급적 피해야 한다.

상의 데이터를 수집했다. 참가자들은 55세 이상이었고 아무도 치매를 앓지 않았다.

10년 후 가장 적은 양의 가공식품1일 약 227g을 먹은 참가자 중 100명이 치매에 걸렸고, 가장 많이 섭취한 참가자 중 150명1일 약 794g이 치매에 걸렸다. 연구진은 이런 음식을 건강한 식품으로 대체하면 치매에 걸릴 확률을 19% 낮출 수 있다는 연구 결과를 발표했다.

한편 영국 리즈대학교 연구팀은 40~69세 성인 49만 명을 대상으로 육식 습관과 인지기능 저하에 관한 연구를 8년간 추적 관찰한 조사 결과를 2021년 발표했다. 하루 25g의 가공육을 섭취했을 경우 치매 발생 위험은 44% 높아지는 것으로 나타났다. 그중에서도 알츠하이머 치매 위험은 52% 증가했다. 그러나 가공되지 않은 고기를 하루 50g 섭취했을 때 치매 발생 위험은 19%로 나타났고, 이때 알츠하이머 치매 위험은 30% 정도였다. 즉, 가공되지 않은 고기가 건강에 이롭고 치매 발생 위험도 적은 것으로 나타났다.

이와 함께 기름에 튀긴 음식의 과도한 섭취는 체내 염증을 일으킨다. 결국 뇌에 혈액을 공급하는 혈관을 손상시켜 기억력 장애를 일으킬 수 있다. 이는 뇌혈관 문제로 뇌 조직이 손상돼 치매가 발생하는 혈관성 치매와도 관련 있기 때문이다. 또한 치매에 제일 나쁜 것은 과식과 짜게 먹는 것이다. 과식과 짠 음식은 고혈압, 뇌졸중 등의 발생 위험도를 높인다.

치매를 예방하는 음식을 먹는 것도 좋은 방법이겠지만 치매에 나쁜 음식을 섭취하지 않는 것도 현명한 방법이 될 것이다.

100세 시대에 우리가 원하는 것은 단순히 오래 사는 것만은 아니다. 건강한 삶이 전제되어야만 진정한 장수라고 할 수 있기 때문이다. 하지만 건강한 삶을 맞을 권리는 바로 우리 자신에게 있다. 오늘 내가 한 운동과 먹은 음식과 읽은 책이 우리 노후의 삶의 질을 결정한다.

치매에 좋은 것은 먹고, 나쁜 것은 피하고, 음주와 흡연을 끊고, 적절한 운동을 한다면 치매 예방에 큰 도움이 될 것이다.

* 참고: 대한치매학회, 중앙치매센터, 자투리경제 2024. 01. 08, 코메디닷컴 2023. 04. 29, 서울시 식품안전정보 2020. 09. 14, 헬스조선 2023. 07. 11, 2020. 04. 15, 건강다이제스트 2017. 03. 13.

제6부

환경과 뇌 건강

"사회적 연결은
우리 뇌의 건강에 깊은 영향을 미치며,
지속적인 사회적 교류는 외로움과 고립으로 인한
부정적 영향을 줄이고 우리 삶을 더욱 풍요롭게 만든다."

- 비벡 머시(Vivek Murthy), 전 미국 공중보건 서비스 국장

1
도시환경의 문제점

1) 뇌 건강의 조용한 적, 미세먼지

도시의 삶은 우리의 뇌 건강에 생각보다 큰 영향을 미치고 있다. 특히 도시의 소음과 대기오염은 치매 위험을 높이는 주요 환경 요인으로 꼽히고 있다.

고층 건물 사이로 스며드는 자연광의 부족은 우리 몸의 생체리듬을 흔들고, 이는 수면의 질을 떨어뜨린다. 양질의 수면이 부족하면 뇌가 노폐물을 제거하는 능력이 저하되어 치매 위험이 높아질 수 있다.

도시에 가득한 미세먼지는 단순한 대기오염 물질이 아니라 우리 뇌 건강의 조용한 적이 되고 있다. 눈에 보이지 않는 작은 입자들이 우리 몸속으로 들어와 예상치 못한 영향을 미치고 있다.

특히 초미세먼지는 코와 폐를 거쳐 혈관을 통해 뇌까지 도달할 수

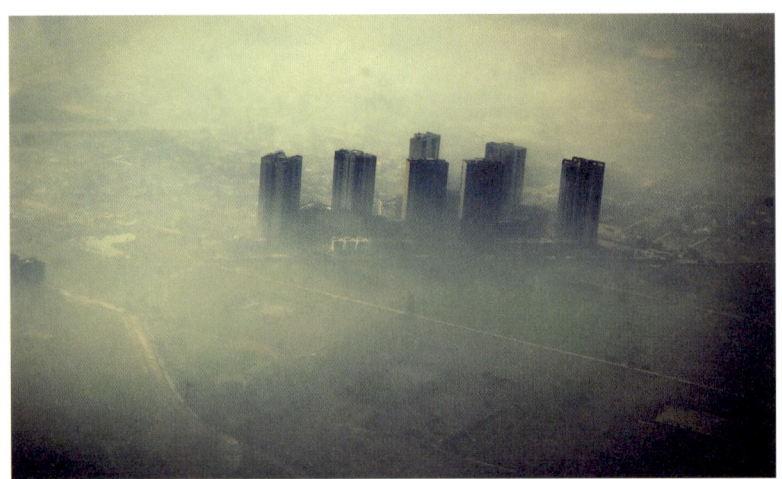
미세먼지는 치매의 위험을 높인다.

있다. 이렇게 뇌에 도달한 미세먼지는 만성적인 염증을 일으키고, 이는 서서히 뇌세포를 손상시킬 수 있다. 연구들은 미세먼지에 장기간 노출될수록 치매 발병 위험이 높아진다는 사실을 보여주고 있다.

더욱 우려되는 점은 미세먼지가 알츠하이머병의 주요 원인물질인 베타아밀로이드 단백질의 축적을 촉진할 수 있다는 것이다. 조용한 시한폭탄처럼, 우리도 모르는 사이에 뇌 속에서 치매의 위험을 높이고 있다.

초미세먼지PM2.5 오염이 치매를 일으킬 가능성을 제기하는 연구 결과가 나왔다. 2024년 2월 21일, 미국 에모리대학 연구팀이 미국 신경학회가 내는 학술지 '신경학'에 발표한 논문에서 신체 기증 서약을 하고 숨진 224명의 뇌 조직을 분석한 결과, 초미세먼지와 알츠하이머병에 걸린 뇌의 특징인 '아밀로이드 플라크'amyloid plaque가 관계가 있음을 확인했다고 영국 일간 '가디언'이 보도했다. 이들 가운데 90%는 생전에 치매 판정을 받은 사람들이었다.

연구를 이끈 에모리대학의 안케 휠스 교수는 "교통수단에서 나오는 대기오염 특히 초미세먼지 노출이 심한 지역에 사는 기증자들에게서 뇌의 알츠하이머병 증상이 더 높은 수준이라는 걸 확인했다"고 말했다.

휠스 교수는 "우리가 특히 주목한 것은 아밀로이드 플라크 수준을 보여주는 수치였다"며 "대기오염이 심한 지역에 살던 이들에게서는 이 수치가 더 높았다"고 설명했다.

'아밀로이드 플라크'는 알츠하이머병 환자의 뇌에서 많이 발견되는 것으로, 단백질이 비정상적으로 뒤엉킨 것이다. 알츠하이머병은 치매의 가장 흔한 형태이며, 치매 환자의 60~70% 정도가 알츠하이머병을 앓는다.

이와 함께 다른 연구팀은 미국 조지아주 애틀란타에서 살던 224명의 주소지를 확인해 지역별로 1, 3, 5년 동안 교통수단에서 나온 초미세먼지 농도를 파악했다. 1년 평균 초미세먼지 농도는 1㎥당 1.32마이크로그램μg/㎥이었고, 3년 평균 농도는 1.35μg/㎥이었다.

연구팀은 이들의 아밀로이드 플라크를 측정한 결과, 숨지기 전 1년 동안 초미세먼지 노출이 1μg/㎥ 높아질 경우, 뇌의 아밀로이드 플라크 수준이 거의 두 배가 되는 것으로 분석됐다고 밝혔다. 또 숨지기

전 3년 동안 노출이 1㎍/㎥ 높은 경우는 아밀로이드 플라크 수준이 87% 높아지는 것으로 추정됐다.

또한 이들 연구팀은 알츠하이머병 발병 위험을 높이는 '변이 유전자' APOE e4가 초미세먼지와 아밀로이드 플라크의 관련성에 영향을 끼치는지도 조사했다. 휠스 교수는 "이 변이 유전자가 없는 사람에게서 대기오염과 알츠하이머병 병세 사이의 연관성이 더욱 크게 나타났다"는 것을 확인했다.

이번 연구 결과는 도시 생활자들, 특히 교통이 혼잡한 길 근처에 사는 이들에게 경각심을 일깨우고 있다.

우리나라에서도 미세먼지를 비롯한 대기오염 물질에 많이 노출될수록 치매 위험이 커진다는 연구 결과가 나왔다. 대기오염 물질은 호흡기를 통해 폐로 들어가 염증을 유발, 몸 전체에 다양한 질환을 발생시킨다. 특히 뇌에 도달하면 신경염증을 일으킨다.

2023년 3월 16일, 연세대 의과대학 예방의학교실 조재림·김창수 교수와 가천대 길병원 신경과 노영 교수 공동연구팀은 "미세먼지 등 대기오염 물질이 대뇌피질의 두께를 얇게 만들어 알츠하이머 치매 위험을 높인다"고 발표했다.

대뇌피질은 대뇌 표면에 신경세포가 모여 있는 곳으로 기억과 학습 능력 등 여러 뇌 인지기능을 담당한다. 대뇌피질의 변화는 알츠하이머 치매 등 뇌질환과 연관이 깊다. 실제로 건강한 일반인의 대뇌피질 두께는 평균 2.5mm이지만 알츠하이머 치매 환자는 2.2mm

로 더 얇다.

이에 연구팀은 2014년 8월부터 32개월간 서울과 인천, 원주, 평창에서 뇌질환이 없는 건강한 50세 이상 성인 640명을 대상으로 △초미세먼지PM2.5 △미세먼지PM10 △이산화질소NO₂ 등 주요 대기오염 물질 세 가지를 지표로 대기오염이 뇌 건강에 미치는 영향을 연구했다.

이어서 연구팀은 뇌 영상 기반의 인공지능 기법으로 알츠하이머 치매 위험도를 예측하는 '알츠하이머 치매 뇌 위축 지수 평가'를 진행했다. 평가 결과 대기오염 물질로 인한 대뇌피질 감소 양상이 알츠하이머 치매 환자의 대뇌피질 위축 부위와 흡사했다.

연구 결과 대기오염 물질의 농도가 올라가면서 대뇌피질 두께는 감소했다. 실제로 미세먼지와 초미세먼지 농도가 10㎍/㎥, 이산화질소가 10ppb 높아질 때마다 대뇌피질 두께가 각각 0.04mm, 0.03mm, 0.05mm씩 줄었다.

전두엽과 측두엽, 두정엽, 뇌섬엽 등 사고력과 주의력, 공간지각력, 기억력을 관장하는 뇌 부위가 줄어들면 그 기능이 떨어져 치매가 발병한다.

또 대기오염 물질 농도가 오르면서 인지기능 역시 떨어지는 것으로 확인했다. 초미세먼지와 미세먼지, 이산화질소 농도가 10㎍/㎥씩 증가할 때마다 인지기능 점수가 각각 0.69점, 1.13점, 1.09점 낮아졌다. 이는 대기오염 물질로 인해 연구 대상자들의 계산, 언어, 기억 능력 등이 감퇴한 것을 의미한다.

조재림 교수는 "이번 연구로 대기오염 물질이 대뇌피질을 위축시켜 인지기능을 떨어뜨리고 치매 위험을 증가시킨다는 것을 확인했다"며 "대기오염이 심할 때는 외출을 삼가며 바깥 활동 시 보건용 마스크를 착용하는 것이 좋다"고 말했다.

한국연구재단의 지원을 받은 이번 연구는 '국제환경저널' Environment International 최신호에 발표됐다.

2) 도시 소음과 뇌 건강

도시의 끊임없는 소음은 우리의 일상에 깊숙이 스며들어 있다. 차량 경적 소리, 공사장 소음, 이웃의 생활 소음까지, 우리는 매일 다양한 소음에 노출되어 있다.

이러한 도시 소음이 단순한 불편함을 넘어 뇌 건강에 심각한 영향을 미친다는 연구 결과들이 늘어나고 있다. 특히 만성적인 소음 노출은 스트레스 호르몬을 증가시키고, 이는 뇌의 기억력과 집중력을 저하시킬 수 있다.

밤사이의 소음은 수면의 질을 떨어뜨리고, 이는 뇌가 하루 동안 쌓인 노폐물을 제거하는 것을 방해한다. 양질의 수면이 부족하면 인지기능이 저하되고, 장기적으로는 치매 위험도 높아질 수 있다.

특히 아이들의 경우 소음이 학습 능력과 언어 발달에 부정적인 영향을 미칠 수 있다. 교실 안까지 들어오는 도로의 소음은 아이들의 집중력을 흐트러뜨리고, 학습 성취도를 낮출 수 있다.

이러한 소음으로부터 뇌를 보호할 수 있는 방법들이 있다. 방음창 설치, 귀마개 사용, 조용한 시간 만들기 등 작은 실천으로도 소음 노출을 줄일 수 있다. 또한 명상이나 요가와 같은 활동은 소음으로 인한 스트레스를 줄이는 데 도움이 된다.

도시의 소음을 완전히 피하기는 어렵지만, 현명하게 대처하고 관리하는 것은 가능하다. 우리의 뇌 건강을 위해 소음 관리는 이제 현대인의 필수 생활 수칙이 되어야 할 것이다.

도시 소음이 우리의 뇌 건강에 미치는 영향에 대한 최근 과학적 연구들이 잇따르고 있다. WHO의 2018년 환경 소음 가이드라인에 따르면 주간 53데시벨 이상, 야간 45데시벨 이상의 도로 교통 소음에 지속적으로 노출되면 건강에 부정적인 영향이 나타난다. 이러한 소음은 스트레스 호르몬인 코르티솔의 분비를 증가시켜 집중력 저하와 기억력 감퇴를 일으킬 수 있다.

수면에 미치는 영향도 명확하다. 2020년 '영국의학저널'BMJ에 발표된 연구에 따르면 야간 도로 소음이 55데시벨을 초과하는 지역 주민들은 심혈관질환 위험이 증가할 뿐 아니라, 수면의 질 저하로 인한 인지기능 감소를 경험한다.

특히 주목할 만한 것은 2021년 'BMJ'에 발표된 덴마크의 대규모 코호트 연구다. 200만 명 이상을 대상으로 한 이 연구에서, 55데시벨 이상의 도로 교통 소음에 10년 이상 노출된 경우 알츠하이머병과 혈관성 치매의 발병 위험이 유의미하게 증가하는 것으로 나타났다.

어린이들의 경우, WHO 유럽사무소는 "학교 주변 소음이 50데시벨을 넘으면 학습 능력과 기억력에 부정적인 영향을 미칠 수 있다"고 경고한다. 특히 "읽기 능력과 집중력 발달이 저해될 수 있다"고 밝힌다.

이처럼 도시의 소음은 우리의 뇌 건강을 조용히, 그러나 확실히 위협하고 있다. 개인적인 방음 대책과 함께 사회적 차원의 소음 저감 정책이 시급한 이유가 바로 여기에 있다. 우리 모두의 건강한 미래를 위해, 소음 관리는 더 이상 간과해서는 안될 것이다.

3) 녹지 부족의 문제점

현대 도시의 회색빛 모습은 우리의 삶에 여러 가지 그림자를 드리우고 있다. 그중에서도 녹지 부족은 단순한 환경 문제를 넘어 우리의 건강과 삶의 질에 직접적인 영향을 미치고 있다.

세계보건기구WHO는 도시민의 건강을 위해 1인당 최소 $9㎡$의 녹지가 필요하다고 권고한다. 하지만 많은 대도시들이 이 기준에 미치지 못하고 있는 것이 현실이다.

녹지 부족은 우선 도시의 온도를 상승시킨다. 미국 환경보호청EPA의 연구에 따르면, 도시 녹지는 주변 온도를 2~4도 낮추는 효과가 있다. 녹지가 부족한 도시는 그만큼 열섬 현상이 심해질 수밖에 없다.

정신건강 측면에서도 녹지 부족은 심각한 문제다. 영국 엑서터대학의 연구는 녹지공간에서 보내는 시간이 스트레스와 우울증 감소에 효과적이라는 것을 보여줬다. 특히 도시의 공원과 정원은 현대인의 정신건강을 지키는 중요한 피난처 역할을 한다.

대기 질 측면에서도 녹지는 필수적이다. 나무와 식물들은 미세먼지를 걸러내고 산소를 공급하는 천연 공기청정기다. 녹지가 부족한 도시는 그만큼 공기 질이 나빠질 수밖에 없다.

어린이들의 발달에도 녹지는 중요한 역할을 한다. 자연과의 접촉이 부족한 아이들은 신체 활동이 줄어들고, 창의성과 집중력 발달에도 어려움을 겪을 수 있다.

도시의 녹지 확보는 더 이상 선택이 아닌 필수가 되어야 할 것이다. 옥상 정원, 수직 정원, 도시 숲 등 다양한 형태의 녹지 조성이 도시계획의 핵심이 되어야 하는 이유가 바로 여기에 있다. 우리와 우리 아이들의 건강한 미래를 위해, 지금 당장 녹색 도시를 향한 변화가 시작되어야 할 것이다.

2
자연환경의 긍정적 영향

1) 숲과 녹지공간의 효과

숲과 녹지공간과 같은 자연환경은 치매 예방에 중요한 역할을 하는 요소로 주목받고 있다. 현대사회에서 빠르게 증가하는 치매 발병률에 대응하기 위해 다양한 연구가 이루어지고 있으며, 숲과 녹지공간이 뇌 건강과 인지기능에 미치는 긍정적인 효과가 과학적으로 입증되고 있다.

첫째, 숲은 스트레스 감소와 관련된 효과를 제공한다. 자연환경에 노출되면 코르티솔과 같은 스트레스 호르몬 수치가 낮아진다. 연구에 따르면, 숲에서 시간을 보내는 사람들은 그렇지 않은 사람들보다 스트레스 수준이 낮고, 이는 뇌의 전반적인 건강을 개선하는 데 도움을 준다. 스트레스는 치매 발병의 주요 요인 중 하나로, 지속적인 스트레스는 신경염증과 뇌세포 손상을 초래할 수 있다. 따라서 숲과 같은 자연환경은 스트레스 관리에 중요한 역할을 한다.

둘째, 숲은 신체 활동을 촉진한다. 숲에서 걷거나 등산과 같은 야외 활동은 신체 건강뿐만 아니라 뇌 건강에도 긍정적인 영향을 미친다. 운동은 혈류를 증가시켜 뇌로 가는 산소와 영양분의 공급을 개선하며, 이는 새로운 신경 연결의 형성과 신경세포 보호에 기여한다. 특히 규칙적인 신체 활동은 알츠하이머병과 같은 퇴행성 뇌 질환의 위험을 줄이는 것으로 알려져 있다. 녹지공간에서의 운동은 일반적인 운동보다 심리적 안정감을 제공하여 지속적인 운동 습관 형성에도 도움이 된다.

셋째, 숲은 사회적 교류를 촉진하는 공간을 제공한다. 공원이나 녹지공간에서의 산책, 야외 운동, 그리고 지역사회 행사 등은 사람들 간의 상호작용을 늘리고 고립감을 줄이는 데 기여한다. 사회적 고립은 치매 발병의 위험 요인 중 하나로, 외로움은 뇌의 구조적 변화를 초래하고 인지기능 저하를 유발할 수 있다. 숲에서의 활동은 이러한 고립감을 완화하고, 정서적 안정감을 제공하며, 뇌 건강을 장기적으로 보호한다.

넷째, 숲은 생태계 서비스로서 깨끗한 공기를 제공한다. 나무와 식물은 이산화탄소를 흡수하고 산소를 배출하여 대기질을 개선한다. 깨끗한 공기는 산화스트레스를 줄이고 신경염증을 억제하여 뇌 건강을 유지하는 데 중요한 역할을 한다. 대기오염 물질은 뇌혈관을 손상시키고 알츠하이머병과 같은 치매의 위험을 높이는 것으로 알려져 있어, 숲이 제공하는 공기 정화 효과는 치매 예방에 긍정적인 영향을 미친다.

다섯째, 숲과 녹지공간은 생체리듬을 조절하는 데 도움을 준다. 자연광과 녹지 환경은 멜라토닌과 같은 호르몬의 분비를 조절하여 양질의 수면을 유도한다. 수면은 뇌가 독성 물질을 제거하고 회복하는 데 필수적인 과정으로, 수면 부족은 베타아밀로이드와 같은 치매 관련 단백질의 축적을 가속화할 수 있다. 숲에서의 야외 활동은 수면의 질을 향상시키고, 이로 인해 치매 위험을 낮추는 데 기여한다.

여섯째, 숲은 정신건강 개선에도 기여한다. 자연 환경은 세로토닌 수치를 높여 기분을 좋게 하고 우울증과 불안감을 줄이는 데 도움을 준다. 우울증은 치매 발병의 간접적 요인으로 작용할 수 있으며, 숲은 이러한 정신 건강 문제를 예방하고 관리하는 데 이상적인 환경이다. 연구에 따르면, 숲에서 시간을 보낸 사람들은 그렇지 않은 사람들보다 정서적 안정감과 긍정적인 심리 상태를 경험하는 비율이 높다.

숲과 녹지공간이 치매 예방에 미치는 이러한 다양한 이점을 최대한 활용하기 위해서는 몇 가지 실천 방안을 고려할 수 있다. 도시계획에서 녹지공간을 확대하고 접근성을 높이는 것이 중요하다. 또한, 개인적으로는 숲속 산책, 등산, 피크닉 등 자연과의 접촉을 늘리는 활동을 생활화하는 것이 권장된다. 이러한 노력은 단순히 치매 예방뿐만 아니라 전반적인 삶의 질을 높이는 데에도 기여할 것이다.

2) 자연광과 일조량의 중요성

자연광과 일조량은 치매 예방에 중요한 역할을 하는 요소로 주목받고 있다. 현대인의 생활방식은 실내에서 보내는 시간이 점차 늘어나면서 자연광 노출이 줄어드는 경향이 있다. 이는 뇌 건강과 전반적인 인지 기능에 부정적인 영향을 미칠 수 있다는 우려를 낳고 있다. 특히 치매는 노화와 함께 발생할 가능성이 높은 질병으로, 예방을 위한 다양한 접근법이 연구되고 있으며, 자연광과 일조량의 적절한 노출이 그중 하나로 강조되고 있다.

첫째, 자연광은 생체리듬을 조절하는 데 필수적인 역할을 한다. 인간의 뇌는 빛을 통해 낮과 밤을 구분하며, 이 과정에서 멜라토닌과 같은 호르몬의 분비가 조절된다. 낮 동안 충분한 자연광에 노출되면 멜라토닌 분비가 억제되어 각성 상태가 유지되고, 밤에는 자연스럽게 멜라토닌이 분비되어 숙면을 취할 수 있게 된다. 양질의 수면은 치매 예방에 중요한 요소로, 수면 부족은 알츠하이머병과 같은 치매 유형과 연관된 베타아밀로이드 단백질의 축적을 가속화할 수 있다는 연구 결과가 있다. 따라서 자연광 노출은 수면의 질을 개선함으로써 치매 위험을 낮추는 데 도움을 준다.

둘째, 자연광은 비타민 D 합성에 기여한다. 햇빛에 포함된 자외선 B_{UVB}는 피부에서 비타민 D를 생성하는 데 필요하다. 비타민 D는 뇌 건강을 포함한 전반적인 신체 건강에 중요한 영양소로 알려져 있다. 연구에 따르면 비타민 D 결핍은 인지기능 저하와 치매 발병 위험 증가와 관련이 있다. 비타민 D는 신경세포 보호, 염증 억제, 뇌 세포 간의 신호 전달 개선과 같은 역할을 한다. 예를 들어, 한 연구에서는 비타민 D 결핍이 알츠하이머병의 진행 속도를 빠르게 할 수 있다는 사실을 발견한 바 있다. 따라서 적절한 일조량은 비타민 D 결핍을 예방하고 뇌 건강을 유지하는 데 중요한 역할을 한다.

셋째, 자연광은 기분 조절과 정신건강에도 긍정적인 영향을 미친다. 햇빛은 세로토닌 수치를 높이는 데 도움을 주며, 이는 행복감과 안정감을 느끼게 하는 신경전달물질이다. 낮은 세로토닌 수치는 우울증과 관련이 있으며, 우울증은 치매 발병 위험을 높이는 요인 중 하나로 알려져 있다. 특히 겨울철과 같은 일조량이 적은 계절에 '계절성 정서장애SAD'로 알려진 우울 증상이 증가할 수 있는데, 이는 치매 위험 요인으로 작용할 수 있다는 연구가 있다. 따라서 햇빛을 통해 세로토닌 수치를 조절하는 것은 치매 예방에 간접적으로 기여한다.

넷째, 자연광과 야외 활동은 신체 활동과 연결된다. 야외에서의 운동은 혈류를 증가시키고, 특히 뇌로 가는 혈액 순환을 개선하여 뇌세포에 충분한 산소와 영양분을 공급한다. 이는 신경세포의 건강을 유지하고 새로운 신경 연결을 형성하는 데 기여한다. 예를 들어, 규칙적인 산책은 뇌의 해마 영역의 부피 감소를 늦추는 데 기여한다는 연구 결과가 있다. 신체 활동은 또한 심혈관 건강을 개선하여 고혈압, 당뇨병, 비만 등 치매의 주요 위험 요인을 줄이는 데 도움을 준다. 자연광 아래에서 운동하는 것은 이러한 효과를 극대화하며, 동시에 심리적 안정감을 제공하여 스트레스를 줄이는 데도 유익하다.

다섯째, 자연광은 사회적 교류를 촉진하는 환경을 제공한다. 야외 공간에서의 활동은 사람들 간의 상호작용을 늘리고 고립감을 줄이는 데 도움을 준다. 사회적 고립은 치매 발병의 주요 위험 요인으로, 외로움은 뇌의 구조적 변화를 초래하고 인지기능을 저하시킬 수 있다. 햇빛이 드는 공원이나 정원에서의 산책, 가벼운 운동, 그리고 다른 사람들과의 교류는 이러한 위험을 완화하는 데 중요한 역할을 한다.

자연광과 일조량의 적정 노출을 위해 몇 가지 실천 방안을 고려할 수 있다. 하루 중 햇빛이 강한 오전 10시에서 오후 3시 사이에 15~30분 정도 야외 활동을 하거나 창가 근처에서 시간을 보내는 것이 추천된다. 그러나 자외선 과다 노출은 피부암 위험을 증가시킬 수 있으므로 적절한 자외선 차단제를 사용하는 것도 중요하다. 또한, 실내 생활이 불가피한 경우에는 조명 환경을 조절하여 자연광에 가까운 빛을 제공하는 것이 도움이 된다. 예를 들어, 인공조명을 활용한 광치료light therapy는 일조량이 부족한 환경에서 유용하게 쓰일 수 있다.

자연광과 일조량은 치매 예방에 다각도로 기여할 수 있는 중요한 환경 요인이다. 생체리듬 조절, 비타민 D 합성, 기분 개선, 신체 활동 지원, 사회적 교류 촉진 등 다양한 경로를 통해 뇌 건강을 보호하고 인지기능 저하를 예방하는 데 도움을 준다. 이러한 이점을 최대한 활용하기 위해 자연광에 노출되는 시간을 늘리고, 햇빛과 가까운 환경을 조성하는 노력이 필요하다. 이는 단순한 생활습관의 변화로도 실현 가능하며, 치매 예방뿐 아니라 전반적인 삶의 질을 향상시키는 데에도 기여할 수 있다.

3) 깨끗한 공기가 주는 혜택

깨끗한 공기는 인간의 건강에 있어 필수적인 요소로, 특히 치매 예방에 있어 중요한 역할을 한다. 대기오염은 뇌 건강과 인지기능에 악영향을 미치는 주요 환경 요인으로 지적되고 있으며, 이에 따라 깨끗한 공기가 치매 발병 위험을 줄이는 데 기여할 수 있다는 연구들이 주목받고 있다.

첫째, 깨끗한 공기는 산소 공급의 질을 높여 뇌세포의 건강을 유지하는 데 기여한다. 뇌는 체내에서 가장 많은 산소를 소비하는 기관으로, 대기 중 오염 물질이 적을수록 신체는 더 질 높은 산소를 공급받을 수 있다. 연구에 따르면, 미세먼지와 같은 대기오염 물질에 지속적으로 노출되면 혈관 염증과 산화스트레스가 증가해 뇌로 가는 혈류에 영향을 미치고, 이는 치매의 위험 요인이 될 수 있다. 반대로, 깨끗한 공기를 마시는 환경에서는 이러한 염증 반응과 스트레스가 감소해 뇌 건강을 보호할 수 있다.

둘째, 깨끗한 공기는 신경염증을 줄이는 데 도움을 준다. 대기오염 물질은 신경염증을 유발하여 신경세포 손상을 초래할 수 있다. 특히 초미세먼지는 뇌의 혈액-뇌 장벽을 통과해 신경 염증을 일으키는 것으로 알려져 있다. 이러한 염증 반응은 알츠하이머병과 같은 퇴행성 뇌 질환과 밀접한 관련이 있다. 깨끗한 공기 환경은 이러한 위험 요인을 감소시켜 신경세포의 손상을 예방하고, 뇌 기능을 장기적으로 유지하는 데 기여한다.

셋째, 깨끗한 공기는 심혈관 건강을 개선하여 간접적으로 치매 예방에 도움을 준다. 대기오염은 심혈관질환의 주요 원인 중 하나로, 심혈관질환은 치매 발병 위험을 증가시키는 요인으로 알려져 있다. 예를 들어, 대기오염 노출로 인해 발생하는 고혈압이나 동맥경화는 뇌혈관의 손상을 초래할 수 있다. 깨끗한 공기를 흡입하면 혈압이 안정되고 혈관 건강이 개선되어, 뇌로 가는 산소와 영양 공급이 원활해진다. 이는 혈관성 치매를 포함한 다양한 유형의 치매를 예방하는 데 긍정적인 영향을 미친다.

넷째, 깨끗한 공기는 수면의 질을 향상시키는 데 기여한다. 대기오염은 수면 장애와 연관이 있으며, 수면의 질 저하는 인지기능 저하 및 치매 위험 증가와 직결된다. 연구에 따르면, 대기 중 오염 물질 농도가 높은 지역에 거주하는 사람들은 수면 장애를 경험할 확률이 더 높다. 반면, 깨끗한 공기를 마시는 환경에서는 수면의 질이 개선되고, 이는 뇌가 회복되고 독성 물질이 제거되는 자연적인 과정을 지원한다. 양질의 수면은 베타아밀로이드와 같은 치매와 관련된 독성 단백질 축적을 방지하는 데 중요한 역할을 한다.

다섯째, 깨끗한 공기는 정신건강에도 긍정적인 영향을 미친다. 대기오염은 우울증, 불안장애와 같은 정신질환과 관련이 있으며, 이러한 정신 건강 문제는 치매 발병의 간접적 요인으로 작용할 수 있다. 깨끗한 공기 환경은 스트레스를 감소시키고, 정서적 안정을 제공하여 정신건강을 개선한다. 이는 치매 예방뿐만 아니라 삶의 질을 높이는 데도 중요한 역할을 한다.

여섯째, 깨끗한 공기는 사회적 활동을 장려하는 데 도움을 준다. 대기오염이 심한 환경에서는 야외 활동이 제한되기 쉽고, 이는 사회적 고립으로 이어질 수 있다. 사회적 고립은 치매 발병 위험을 높이는 주요 요인으로, 깨끗한 공기는 사람들이 야외 활동과 사회적 교류에 참여하도록 독려한다. 예를 들어, 공원이 잘 관리된 지역에서는 사람들 간의 교류와 운동 기회가 늘어나며, 이는 뇌 건강에 긍정적인 영향을 미친다.

마지막으로, 깨끗한 공기를 유지하기 위한 환경적 노력은 치매 예방을 넘어 전반적인 공중 보건을 향상시키는 데 기여한다. 재생 가능 에너지 사용, 녹지공간 확대, 대중교통 활성화 등은 대기오염을 줄이는 효과적인 방법으로, 이러한 노력은 치매 예방뿐만 아니라 심혈관질환, 호흡기질환 등 다양한 건강 문제를 완화하는 데 도움이 된다. 깨끗한 공기를 위한 사회적 인프라 구축은 개인의 건강을 보호하고, 더 나아가 사회 전체의 삶의 질을 향상시키는 데 중요한 기반이 된다.

4) 자연친화적 치매 케어 시설

자연친화적 환경은 치매 환자의 인지기능과 정서적 안정을 증진시키는 데 긍정적인 영향을 미친다. 자연친화적 치매 케어 시설의 현황과 그 중요성에 대해 살펴보자.

우리나라에서는 치매 환자들을 위한 자연친화적인 환경 조성을 위

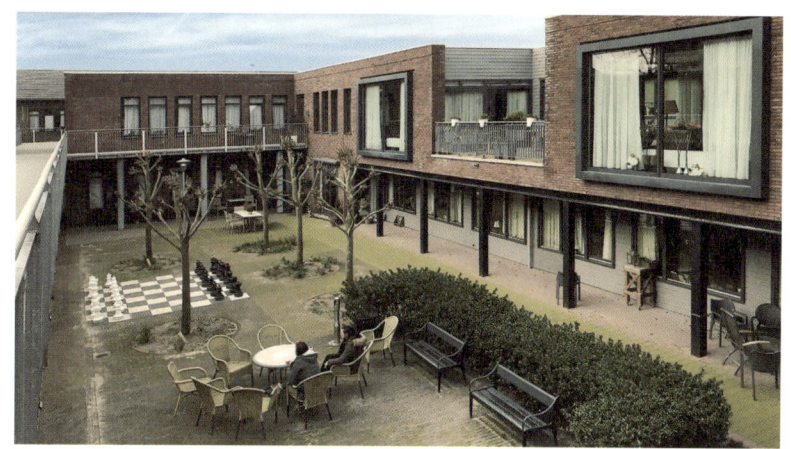
자연친화적인 네덜란드 치매안심마을 '호그백'(Hogeweyk) 마을

해 다양한 노력이 이루어지고 있다. 각 지자체마다 치매 환자가 거주하던 지역사회에서 더불어 살아갈 수 있는 환경을 마련하고자 '치매안심마을'을 추진하고 있다. 치매안심마을은 농촌형, 도시형, 도농복합형 등 지역 특성에 맞게 설계되어 있으며, 치매 환자와 가족이 지역사회에서 함께 생활하며, 자연친화적인 환경 속에서 돌봄을 받을 수 있도록 지원한다.

자연친화적인 환경은 치매 환자의 인지기능과 정서적 안정을 증진시키는 데 중요한 역할을 한다. 자연과의 접촉은 스트레스를 감소시키고, 기분을 개선하며, 신경계 질환의 발병 위험을 낮추는 데 도움이 된다. 따라서 치매 케어 시설에서 자연친화적인 환경을 조성하는 것은 환자의 삶의 질 향상에 기여한다.

또한, 자연친화적인 환경은 치매 환자와 가족의 부담을 경감시키는 데도 도움이 된다. 자연 속에서의 활동은 환자의 신체적, 정신적 건강을 증진시키며, 가족들이 환자를 돌보는 데 필요한 에너지를 보충하는 데 기여한다.

그러나 자연친화적인 치매 케어 시설의 확대에는 여러 가지 과제가 있다. 자연환경을 조성하기 위한 공간 확보, 시설 설계, 유지 관리 등의 문제가 있으며, 이러한 문제를 해결하기 위해서는 정부의 정책적 지원과 지역사회의 협력이 필요하다.

5) 도시 속 치유공간 조성

치매는 주로 노인에게 발생하는 질병으로, 기억력과 인지 기능의 퇴화가 주요 증상이다. 치매 환자들에게는 신체적, 정서적 어려움뿐만 아니라 사회적 고립도 큰 문제로 다가온다. 따라서 치매 환자들의 삶의 질을 향상시키기 위한 방법 중 하나는 그들이 생활하는 환경을 치유적인 공간으로 변화시키는 것이다. 도시 속 치유공간은 치매 환자들에게 긍정적인 영향을 미치며, 이들의 삶을 보다 풍요롭고 건강하게 만든다.

도시환경에서 치유공간을 조성하는 것은 단순히 아름다운 정원을 만들거나, 자연 요소를 도입하는 것 이상의 의미를 가진다. 치매 환자들이 생활하는 환경은 그들의 정신적, 정서적 안정에 중요한 영향을 미친다. 치매가 진행됨에 따라, 환자들은 불안감과 혼란을 자주 느끼고, 자주 기억을 잃거나 자신이 어디에 있는지 모르는 상태가 된다.

이러한 상황에서 도시 속에 마련된 치유공간은 환자들에게 자연과 접할 수 있는 기회를 제공하고, 정신적 안정을 도와준다.

치유공간은 무엇보다도 '자연'과의 접촉을 제공하는 데 중요한 역할을 한다. 연구에 따르면 자연환경이 인간의 심리적, 신경학적 건강에 미치는 긍정적인 영향은 매우 크다. 자연 속에서 시간을 보내는 것은 스트레스를 감소시키고 불안감을 해소하며 긍정적인 기분을 유도한다. 특히 치매 환자들은 종종 혼란스럽고, 불안정한 감정을 느끼기 때문에 자연친화적인 환경은 그들의 심리적 안정을 도와준다. 도시 속 치유공간에서는 정원, 작은 숲, 물소리, 꽃과 나무 등의 요소들이 환자들의 감각을 자극하여 기분 전환을 도와준다. 자연을 통한 정서적 치유는 치매 환자들의 인지기능 저하를 완화하는 데도 긍정적인 효과를 미친다.

도시 속 치유공간은 또한 환자들의 사회적 고립감을 줄이는 데 중요한 역할을 한다. 치매 환자들은 점차적으로 사회적 상호작용에 어려움을 겪게 된다. 기억력과 인지기능이 감소하면서 자신이 속한 사회나 공동체에서 점점 멀어지는 기분을 느낄 수 있다. 그러나 치유공간은 환자들에게 사회적 활동을 할 수 있는 기회를 제공한다. 예를 들어, 치유공간에서는 다른 환자나 가족들과 함께 산책을 하거나, 정원 가꾸기와 같은 활동을 통해 공동체와의 연결을 유지할 수 있다. 이러한 활동은 치매 환자들에게 기쁨을 주고, 자존감을 회복할 수 있는 기회를 제공한다.

더 나아가 도시 속 치유공간은 치매 환자들이 신체적으로도 활발하게 활동할 수 있도록 돕는다. 치매 환자들은 인지적인 문제뿐만 아니라 신체적 기능에도 문제가 생길 수 있다. 가벼운 운동이나 활동이 부족할 경우 신체 기능은 더욱 퇴화할 수 있기 때문에, 도시 속의 치유공간에서 자연을 활용한 신체 활동은 환자들의 건강을 증진시키는 데 중요한 역할을 한다. 예를 들어, 치유공간에 설치된 산책로, 정원 내 운동기구를 활용한 치료 공간들은 환자들에게 필요한 운동을 할 수 있는 기회를 제공한다. 이는 신체적 활동을 통해 뇌의 활성화를 돕고, 전반적인 건강상태를 개선하는 데 기여한다.

치유공간의 디자인은 환자들의 특성에 맞게 고려되어야 한다. 치매 환자들은 종종 시각적, 청각적, 그리고 공간적 혼란을 겪기 때문에, 공간의 구조나 배치가 매우 중요하다. 예를 들어, 너무 복잡하거나 미로처럼 얽힌 공간은 치매 환자들에게 혼란을 초래할 수 있다. 반면, 직관적이고 간단한 동선으로 구성된 치유공간은 환자들이 보다 쉽게 이동하고, 불안감을 덜 느끼게 만든다. 또한, 자연 요소를 강조한 공간은 환자들이 편안함을 느끼고, 과거의 기억을 떠올리거나 안정을 찾을 수 있도록 돕는다.

치유공간은 환자들만을 위한 공간이 아니라, 그 가족과 지역 주민들도 함께 사용할 수 있기 때문에, 치매 환자와 그들의 가족에게도 큰 도움이 된다. 가족들은 환자가 안전하게 외출하고 활동하는 동안 잠시 휴식을 취할 수 있으며, 지역 주민들은 치유공간을 통해 치매에 대한 이해와 인식을 높일 수 있다.

도시 속 치유공간 조성은 단지 치매 환자만을 위한 것이 아니라, 고령화 사회에서 모든 시민의 삶의 질을 향상시키는 중요한 프로젝트다. 치매 환자들의 수가 증가하고 있는 현재, 치유공간의 중요성은 더욱 강조되고 있다.

이는 단순히 치매 환자들만을 위한 치료적 환경이 아니라, 치매 예방과 전반적인 건강 증진을 위한 장소로서의 역할을 하며, 모든 연령층이 행복하고 건강한 삶을 살 수 있는 도시환경을 만드는 데 기여한다. 따라서 도시 속 치유공간은 치매 환자뿐만 아니라 모든 시민에게 긍정적인 영향을 미치는 중요한 요소가 된다.

제7부

함께 만드는 치매 친화 사회

"긍정적인 생각과 감사하는 마음은
뇌에서 행복 호르몬을 분비하게 하며,
이러한 정서적 상태는 뇌 건강뿐 아니라
전반적인 신체 건강에도 크게 기여한다."

– 마틴 셀리그만(Martin Seligman), 긍정심리학 창시자

1
치매 환자와 가족이 마주한 현실

치매 환자와 그 가족이 겪는 현실은 매우 복잡하고, 감정적으로나 육체적으로 큰 부담을 동반한다. 치매는 단순한 기억력의 저하뿐만 아니라, 환자의 성격 변화, 일상생활에서의 독립성 상실, 그리고 그로 인한 가족 간의 갈등까지 초래하는 질병이다. 치매 환자와 가족은 이 어려운 과정에서 서로 다른 시각과 경험을 공유하지만, 결국은 함께 이 고통을 극복해 나가야 한다.

치매 환자의 주요 증상 중 하나는 기억력의 손상이다. 초기에는 단기 기억력부터 서서히 떨어지기 시작하며, 점차 시간이 흐르면서 장기 기억까지 영향을 받는다. 환자는 자신이 어디에 있는지, 무슨 일을 하고 있는지, 혹은 자신이 누구인지에 대해 혼란스러워하기 시작한다. 이로 인해 환자는 스스로의 존재에 대해 불안감을 느끼거나, 심리적으로 큰 고통을 겪는다. 특히나 자주 반복되는 질문과 혼동은 환자에게는 큰 스트레스가 되며, 이는 환자가 점차적으로 자신감을 잃고 점점 더 의존적인 상태로 변하게 만든다.

치매가 진행되면서 가장 큰 변화는 환자의 행동과 성격에서 나타난다. 일상적으로 온순했던 사람도 폭력적이거나, 감정적으로 불안정해지기도 한다. 이 변화는 가족들에게 큰 충격을 주며, 가족들은 그 변화된 모습을 받아들이기가 어렵다. 특히, 자녀들이 부모님의 변화를 직면할 때, 그들은 부모님의 변화를 이해하려 애쓰지만, 어느 순간부터 그들을 더 이상 '부모'로 인식하기 어려운 상황에 처하게 된다. 이런 감정적인 혼란은 가족 간의 갈등을 초래할 수 있다.

가족들이 느끼는 가장 큰 고통은 환자에게서 더 이상 예전의 모습을 찾아볼 수 없다는 점이다. 치매 환자는 점차적으로 자립할 수 없게 되고, 결국 모든 일상적인 활동을 타인의 도움에 의존하게 된다. 이는 가족들이 환자를 돌보는 과정에서 상당한 신체적, 정신적 피로를 초래한다. 일상적인 간호는 예측할 수 없는 상황에 직면하게 하고, 특히 급격한 변화가 있을 때마다 가족들은 어떻게 대응해야 할지 몰라 막막함을 느낀다. 이러한 상황에서 가족은 자신들의 삶을 희생하면서도 환자에게 필요한 돌봄을 제공하려 애쓴다. 그러나 환자가 기억을 잃고, 자주 공격적인 태도를 보일 때, 가족들은 자신들의 정체성을 상실한 듯한 느낌을 받기도 한다.

치매 환자를 돌보는 과정에서 가장 중요한 점은 환자의 존엄성을 유지하는 것이다. 치매 환자는 자존감이 많이 떨어지며, 자신이 의존적인 존재로 변해가는 것에 대해 극도의 불안을 느낄 수 있다. 따라서 가족들은 환자가 할 수 있는 작은 일이라도 스스로 하도록 격려하고, 환자가 여전히 가질 수 있는 능력에 대해 믿음을 가져야 한다. 예를 들어, 치매 환자가 자신이 좋아하는 활동을 할 수 있도록 도와주거나, 이전의 삶에서 중요했던 기억들을 떠올리게 할 수 있는 방법을 찾는 것이 필요하다. 물론, 이러한 노력만으로 환자의 상태가 개선되는 것은 아니지만, 가족들이 환자와의 관계에서 사랑과 존중을 잃지 않도록 하는 것이 가장 중요한 부분이다.

치매 환자와의 삶에서 겪는 고통은 환자만이 아니라 가족들 역시 큰 부담을 느낀다. 특히, 치매 환자의 간병은 24시간 지속되기 때문에, 이를 돌보는 가족들은 심리적으로나 육체적으로 지치게 된다. 환자가 지속적으로 요구하는 도움에 대해, 가족들은 직장 생활이나 다른 일상적인 의무들을 감당해야 하는 상황에서 점점 더 큰 스트레스와 압박감을 느끼게 된다. 때로는 환자의 요구를 충족시키는 것 자체가 불가능한 경우도 있어, 가족들은 자주 죄책감을 느낀다. 이러한 죄책감은 자아 존중감에도 영향을 미쳐, 가족들 간의 관계마저 악화시키는 원인이 될 수 있다.

치매 환자 돌봄에 있어 가장 큰 문제는 경제적인 부담이다. 치매는 장기적인 질병으로, 환자가 지속적으로 돌봄을 필요로 하기 때문에 치료와 간호에 드는 비용이 매우 크다. 이로 인해 가족들은 경제적인 어려움을 겪을 수 있으며, 특히 중년 이상의 자녀들이 부모를 돌보는 경우, 직장 생활과 가사 일을 병행하면서 경제적 부담이 심화된다. 또한, 치매 환자를 돌보는 과정에서 발생하는 의료비와 약값, 요양시설 비용 등은 예기치 않게 큰 비용으로 이어질 수 있다.

이러한 현실 속에서 치매 환자와 그 가족들은 서로에게 의지하면서도, 각자의 감정과 생각을 어떻게 전달할 수 있을지 고민하게 된다. 치매 환자와 가족이 겪는 현실은 단순히 신체적인 고통을 넘어서, 정신적으로도 깊은 상처를 남긴다.

치매는 환자와 가족 모두의 삶을 크게 변화시키는 질환이다. 환자와 가족 구성원들은 장기간에 걸친 돌봄과 적응의 과정을 겪으며 끝없는 싸움을 이어가야 한다.

2 치매 가족의 효율적인 대처법

치매 환자를 적절히 수용하고 효율적으로 대처하기 위한 공통적 대안은 다음과 같이 제시된다.

의사소통

환자가 자기 생각과 감정을 표현할 수 있도록 격려해야 한다. 그들이 느끼는 불안이나 혼란을 인정하는 것이 중요하다. 환자의 감정과 필요를 이해하고 존중해야 한다.

환자가 이해하기 쉬운 방식으로 소통하는 것이 중요하다. 복잡한 표현보다는 간단하고 명확한 언어로 천천히 대화해야 한다. 환자에게 사랑과 지지를 자주 표현한다. 신체적 접촉이나 따뜻한 말 한마디가 큰 힘이 된다.

환자의 표정과 몸짓, 목소리 톤 등을 통해 불안과 혼란, 기쁨 등의

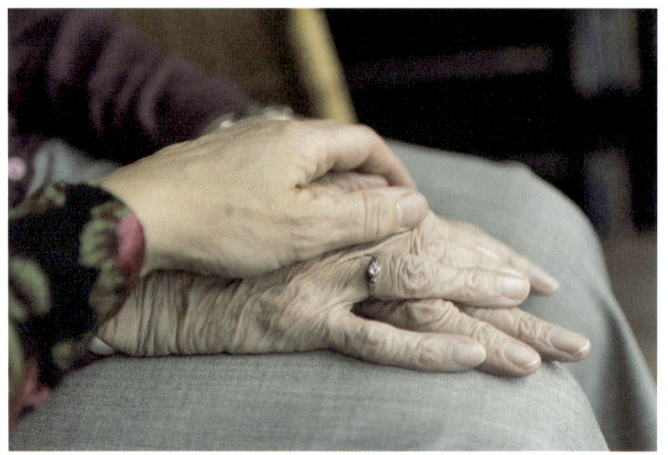
치매 환자에게는 따뜻한 미소나 손길이 큰 힘이 될 수 있다.

감정을 이해하는 것이 중요하다. 이에 표정, 몸짓과 손짓 등 비언어적 소통을 활용하여 감정을 전해야 한다.

아울러 따뜻한 미소나 손길이 큰 힘이 될 수 있다. 대화할 때 환자의 눈높이에 맞추어 앉거나 서서 대화한다. 신체적으로 가까워지는 것이 신뢰를 쌓는 데 도움이 된다.

가족 간 대화와 소통

치매 진단 후 가족과의 대화는 매우 중요하다. 서로의 감정을 나누고 지지하는 것이 큰 도움이 된다. 가족 구성원 모두가 자신의 감정을 솔직하게 표현할 수 있는 공간을 마련하는 것이 중요하다. 어려운 상황에 대한 지지와 공감을 표현하는 것이 중요하다. 이를 통해 대화의 분위기를 밝게 유지할 수 있다.

가족 간 치매에 대한 정확한 정보를 얻는 것이 중요하다. 질병의 진행 과정과 증상, 관리 방법 등을 이해하면 불안감을 줄일 수 있다. 이와 함께 가족 간 정기적으로 모여 경험담을 나누고 환자의 상태에 대하여 공유한다. 이는 소통의 부재에서 오는 견해 차이와 오해를 해소하는 데 도움이 된다.

환자 돌봄, 경제활동, 가사활동, 자녀 양육 등 다양한 역할이 한 사람에 편중되어 있으면, 이로 인한 갈등이 생기기 쉽다. 이에 가족 구성원 간 해야 할 일을 공유하고 분담한다. 가족 구성원도 자신의 정서적, 신체적 건강을 돌보는 것이 중요하다. 자신이 건강해야 환자를 더 잘 지원할 수 있다.

전문가 도움과 사회적 참여

환자의 감정이나 반응이 심각하게 나타나면 전문가의 도움을 받는 것이 중요하다. 전문가의 조력을 통해 더 나은 대처 방법을 배울 수 있다. 심리 상담사나 사회복지사와 상담하여 감정적인 지원을 받는 것도 좋은 방법이다.

특히 정신건강의학과에서는 치매의 적절한 약물치료뿐 아니라 치매의 행동 심리 증상과 환자와 가족의 심리, 이로 인한 정서적 어려움에 대하여 효과적인 치료를 받을 수 있다. 병원 방문 시마다 주치의에게 그간의 환자 상태에 대하여 정확히 보고하여 적절한 치료를 받을 수 있도록 한다.

이와 함께 치매 환자와 그 가족과 비슷한 경험을 공유하는 사람들과 함께 다양한 관련 프로그램에서 활동하여 사회적 고립을 줄여야

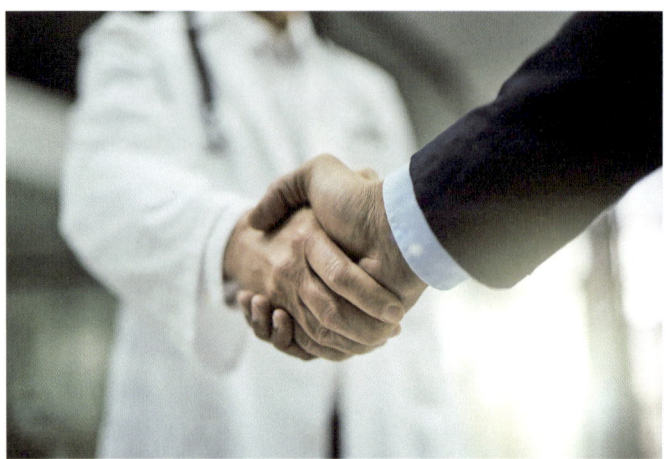
환자의 감정과 반응이 심하게 나타나면 필히 전문가의 도움을 받아야 한다.

한다. 병원이나 지역 보건소, 치매지원센터, 치매가족협회에서 실시하는 교육 프로그램에 참여하여 치매에 대한 이해도와 대처 능력을 키울 수 있기 때문이다.

③ 우리나라의 치매 정책과 미래

　우리나라는 치매 관리에 대한 국가적 책임을 강화하고, 치매 환자와 그 가족을 지원하기 위해 다양한 정책을 추진하고 있다. 특히, 2017년 도입된 '치매국가책임제'는 치매 관리의 패러다임을 전환하며, 치매 환자와 가족의 부담을 경감시키는 데 중점을 두고 있다.

　'치매국가책임제란' 치매 문제를 개별 가정 차원이 아닌 국가 돌봄 차원으로 해결하겠다는 것이 그 핵심이다.
　치매국가책임제 향후 과제에서는 치매안심센터의 안정화와 다양한 치매서비스 인프라 확대, 큰 틀의 '보건의료 돌봄 정책' 패러다임 변화 속에서 치매노인 가족에 대한 폭넓은 이해, 돌봄 가치의 재평가가 논의되어야 한다.
　국가는 치매 정책이 당사자의 욕구에 부합하도록 치매인의 삶의 질

증진에 초점을 맞추어야 한다.

이는 치매인이 사회의 한 구성원으로서 존중받으며 살아갈 수 있도록 돕는 것이며, 치매인의 인간다운 삶을 보장하는 것이다. 국가는 치매인이 존중받고, 사회와 연결된 삶을 영위할 수 있는 사회적 환경을 조성하는 데 힘써야 한다.

1) 치매 전문 교육 확대 필요

치매의 증상과 진단에 대한 지식의 부족은 치매 조기진단의 걸림돌이 될 수 있고, 치매의 치료 및 예방에 대한 지식의 부족은 부적절하거나 소극적인 치료를 초래하여 치매의 위험도가 증가할 수 있다.

치매는 여타 일반적인 질환과는 달리 의료와 복지의 연계가 중요한 질환이기에 정책도 의료서비스와 돌봄서비스가 적절히 융합·제공될 수 있도록 세심한 설계가 필요하다.

노인장기요양보험은 3등급 체계로 도입되었으나, 등급 판정 체계를 여러 차례 개편해 지금의 6개 등급 체계1~5등급 및 인지지원등급로 운영되고 있다. 2008년 7월부터 2014년 6월까지는 3등급 체계를 유지하면서 3등급의 최저 점수를 55점에서 51점으로 낮춰 중증 노인 중심에서 경증 노인까지 포함하는 방향으로 장기요양 대상을 확대했다.

2014년 7월에는 치매특별등급5등급을 신설함에 따라, 일상생활을 혼자서 수행하기 어려워 다른 사람의 도움이 필요한 동시에 인지기능 저하로 인해 행동 변화 증상을 보이는 노인도 '장기요양서비스'를 받을 수 있게 되었다.

2018년 1월부터는 인지지원등급을 신설하여 장기요양 인정점수가 45점 미만이어도 치매질환이 있는 노인까지로 대상자를 확대했다. 즉, 대부분의 일상생활을 스스로 수행할 수 있지만, 치매로 인해 신체 능력이나 인지 능력이 약간 저하된 상태인 노인까지 노인장기요양보험 안으로 포함시킨 것이다.

2019년 장기요양실태조사에 의하면, 57.2%의 장기요양보험 이용자가 치매를 앓았다. 특히 시설급여 이용자 중 치매 환자는 83.2%에 달했다. 반면 치매전문교육을 이수한 요양보호사는 태부족이다.

이제 장기요양수급자 절반 이상이 치매 증세를 앓고 있는 가운데, 5등급이나 인지지원등급 어르신을 돌보는 요양보호사에게만 의무로 진행됐던 '치매전문교육'을 모든 요양보호사로 확대해야 한다는 목소리가 나온다.

한국보건사회연구원은 2022년 10월 발표한 '노인장기요양보험의 치매정책 현황과 과제'에서 치매전문교육의 대상을 모든 '장기요양인력'으로 확대할 필요가 있다는 보고서를 내놓은 바 있다.

이에 2023년까지 요양보호사 자격증을 취득하면 5등급 방문요양 및 치매전담시설 근무를 위해 일정에 맞춰 '치매전문 교육' 과정을 별도로 이수했어야 했다.

그러나 2024년부터는 정규 교육과정에 치매 전문 교육 내용이 추가되면서 별도 이수 과정을 거치지 않아도 자격증만 취득하면 5등급 방문요양 및 치매전담시설 근무가 가능해졌다.

2) 유명무실 '치매가족휴가제'

중증 치매 환자가 있는 집에서 가장 세밀하게 돌보는 보호자는 휴가는커녕 단 몇 시간의 쉼도 갖기 힘들다. 나 홀로 치매 간병을 하는 이의 대부분은 우울증에 시달리고 있다. 간병해 줄 전문 간병인을 구하는 비용도 만만치 않고, 쉬고 싶다고 치매 환자의 증상과 성향을 잘 모르는 사람에게 마음 편히 맡길 수도 없는 노릇이다.

특히 치매 부모를 모시고 있는 자녀는 가족여행은 꿈도 꾸지 못한다. 24시간 돌봐야 하는 치매 간병의 혹독한 고통에 휴식기가 필요하다. 이러한 문제를 해결하고자 제도적 지원으로 만든 것이 '치매가족휴가제'이다.

치매가족휴가제는 2014년 7월부터 시행했고, 노인장기요양보험 제도 중 치매 환자 가족의 돌봄 부담 경감을 위해 마련했다. 가정에서 치매 환자를 돌보는 가족의 휴식을 위해 월 한도액과 관계없이 연간 9일_{2023년 기준} 이내의 단기보호급여를 이용하거나, 방문요양급여를 1회당 12시간 동안 이용할 수 있게 했다. 연간 최대 9일은 하루 24시간 미만을 기준으로 최대 9일을 의미한다. 하루 12시간씩 사용하면 총 18회까지 가능하다.

치매가족휴가제를 신청하려면 먼저 노인장기요양보험서비스에서

재가방문요양을 이용하고 있어야 한다. 2023년까지는 치매 판정을 받은 1~2등급 노인만 신청이 가능했으나, 2024년부터는 1~2등급을 받은 모든 노인이 신청할 수 있다.

하루 비용은 본인부담금 15% 기준 13,750원으로 비교적 낮다. 휴일에는 비용의 30%, 근로자의 날은 비용의 50% 가산금이 있다 최대 2,750원 추가. 단, 기초생활수급자는 무료로 이용할 수 있다.

보건복지부 통계를 보면 2021년 치매가족휴가제 이용률은 0.15%에 불과했다. 이 제도의 이용률 조사가 시작된 2018년엔 0.13%의 이용률을 보였다. 2019년, 2020년 모두 0.18%의 치매 가족이 휴가제를 이용했다. 4년째 0.2% 선을 넘지 못한 것이다.

정부는 2024년부터 치매 환자뿐 아니라 1~2등급 수급자의 가족까지 적용범위를 확대하고 명칭도 이제 치매가족휴가제에서 '장기요양가족휴가제'로 바꿨다.

또 치매 및 중증수급자의 가족이 연간 10일 이내에서 단기보호서비스를 이용하거나 회당 12시간인 종일방문요양서비스 2회 이용 시 1일로 산정를 20회까지 이용할 수 있게 했다.

2023년 12월, 강원특별자치도광역치매센터에서는 '치매가족휴가제 활성화 방안 조사보고서'를 공개한 바 있다. 조사 목적은 강원도 내 주·야간보호기관을 이용하고 있는 치매 환자 돌봄 제공자들이 치매가족휴가제에 대한 인지와 이용 경험 등을 조사해 향후 정책 요구와 제도 개선 방안을 모색하기 위해서였다.

이용 경험이 있는 응답자에게 돌봄 부담 정서적, 신체적, 시간적 감소에 긍정적인 효과가 있음을 확인했다. 이용 경험이 없는 이유는 치매가족휴가제를 몰랐음이 36.9%, 필요한 시간에 이용하기 어려움 16.9%, 지역 내 제공기관 없음이 11.1%이다. 이는 정책 홍보 부족과 서비스 이용 제한, 서비스 제공기관 부족으로 파악됐다.

여기에서 홍보 부족이라는 분석보다 실제로 재가 케어 중인 치매가족과 이 서비스를 이용하려다 포기한 이들에 대한 분석이 더 필요하다.

보호자는 자신의 집에 오고 있는 친숙한 방문요양사가 휴가 기간에 케어해 주기를 바라지만, 24시간 넘는 케어를 해당 요양사가 해줄 수 없는 경우가 대부분이다.

현재 1~2등급 치매 수급자로 제한된 종일 방문요양급여를 3등급 치매 수급자나 4등급 치매 수급자까지 확대하면서 이용 일수를 등급에 따라 차등 적용하는 방안도 고려할 수 있다.

결국 치매가족휴가제 활성화 방안은 홍보 확대, 이용 기관 수 확대 및 이용일 확대, 기관 환경 개선, 자부담 경감 등으로 조사됐다.

치매 환자를 장기간 돌보는 돌봄 제공자가 공적 가족지원 정책을 이용해 심신을 회복할 수 있도록 치매가족휴가제를 더 많이 애용하도록 개선이 필요하다.

3) 단기보호 서비스, 공공후견사업

'단기보호서비스'는 가족의 입원, 출장 등 부재 상황 시에 노인의 일시적 돌봄이 필요할 경우 수급자를 월 9일 이내의 기간 동안 장기요양기관에 보호해 신체 활동 지원과 심신기능 유지 등을 위한 교육이나 훈련 등을 제공한다. 이용 가능 대상자는 장기 요양 1~5등급 수급자로 단기보호를 제공하는 장기요양기관을 통해서만 이용 가능하다.

최근 건보공단은 2022년 주·야간보호기관 내 단기보호 시범사업을 연장하고 참여기관을 확대해 운영할 계획을 밝히기도 했다.

2022년 시범사업 참여기관은 기존 166개소와 신규 97개소를 포함한 전국 263개소로 확대되었다. 장기요양 1~5등급 수급자에게 월 9일 이내 주·야간보호기관 내 단기보호 서비스를 제공하게 된다·

이와 함께 '치매공공후견사업'은 의사결정 능력이 저하된 치매노인이 자력으로 후견인을 선임하기 어려운 경우 인간으로서 존엄성 및 기본적인 일상생활의 영위를 보장하기 위해 성년후견을 이용토록 지원하는 제도다.

치매관리법 12조의 3항_{성년후견제 이용지원}에 따르면 지방자치단체의 장은 치매 환자가 자력으로 후견인을 선임하기 어렵다고 판단되면 가정법원에 성년후견개시, 한정후견개시 또는 특정후견의 심판을 청구할 수 있다.

치매 환자면서 기초생활수급자, 차상위자 등 저소득자 및 기초연금 수급자 권리를 대변해 줄 가족이 없는 경우 후견인의 도움을 원하거나 의사결정 지원이 필요한 자를 대상으로 한다.

다만 조건을 충족하지 못해도 후견이 필요하다고 지자체장이 인정한 경우에는 지원이 가능하다. 단, 치매공공후견사업은 주민등록상 주소지에서 신청해야 한다.

4) 치료 지원사업, 연말정산 제도

'치매 치료관리비 지원사업'은 치매안심센터에 치매 환자로 등록된 자로서 치매치료관리비 지원을 받고자 하는 경우 이용할 수 있다. 연령 기준은 만 60세 이상이며, 초로기 치매 환자도 선정 가능하다. 의료기관에서 치매로 진단을 받은 환자로 보건소 치매안심센터에 반드시 치매 환자로 등록해야 한다.

기준 중위소득 120% 이하인 경우는 치매 치료 약 처방전 사본 또는 영수증 기준으로 치매 치료 약 복용 여부 확인 후 지원을 진행한다.

지원 내역은 치매치료관리비 보험급여분 중 본인 부담금 치매약제비 본인 부담금+약 처방 당일 진료비 본인 부담금이다. 월 3만 원 연 36만 원 상한 내 실비 지원이 가능하다.

이와 함께 '치매가족 연말정산 제도'는 치매 환자 가족들이 가장 많이 놓치는 대표적 지원책 중 하나다. 치매가족 연말정산 제도는 기본 공제와 별도로 동거 가족 중 치매 환자가 있다면 연말정산 소득공제 신청 시 소득세법 제51조에 따라 나이 제한 없이 1명당 연 200만 원의 인적공제를 추가로 받을 수 있다.

치매 환자 가족의 경제적 부담 경감 목적인 인적공제 대상에 상시 치료를 요하는 중증환자(장애인) 범위에 치매 환자가 포함되기 때문이다. 세제지원이 필요한 치매 환자 가족은 치매 진단을 받은 의료기관에서 장애인 증명서를 발급받고 연말정산 소득공제 시 제출하면 지원받을 수 있다.

5) 치매 콜센터 활용

먼저 치매와 관련된 궁금증 등 물어볼 것은 많지만 어디에 문의할지 막막하다면 '치매 콜센터'에서 많은 도움을 받을 수 있다. 대표전화번호는 치매 상담 콜센터 1899-9988나 보건복지 상담센터 국번 없이 129는 물론 지역 치매안심센터를 통해서도 문의할 수 있다.

치매의 증상, 병의 단계에 따라 맞춤형 정보는 물론 돌봄 상담, 정보 상담 등이 주요 기능이며, 치매노인과 가족, 전문 케어 제공자, 치매에 대한 궁금점은 무엇이든 문의 가능하다.

치매 환자나 가족의 경우도 고령층인 경우가 많아 인터넷 등에서 정보를 하나하나 찾기 힘들기 때문에 궁

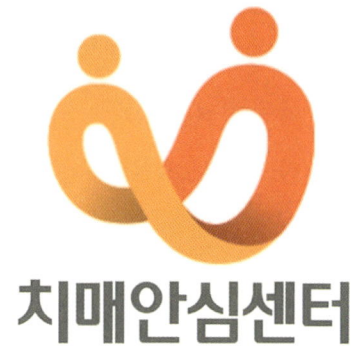

금한 점을 잘 메모해 필요할 때마다 활용할 수 있다.

아울러 '치매안심센터'는 치매 예방, 조기진단, 보건·복지 자원 연계 및 교육 등 '치매 통합서비스'로 치매 환자와 가족의 삶의 질 향상에 기여하기 위해 구축됐다.

이용 서비스는 치매 조기검진사업, 상담 및 등록 관리사업, 치매가족지원 사업, 치매 환자와 가족을 위한 쉼터 운영, 성년후견제 이용 지원, 치매 인식개선 및 홍보사업 등이다. 과거 치매안심센터 이용은 해당 지역 거주자만 가능했지만, 이제는 어디서든 등록하면 가능토록 변경됐다. 등본상 주소지와 관계없이 이용자가 희망하는 지역의 치매안심센터 1개소를 선택해 등록 및 서비스 이용이 가능하다.

6) 개선해야 할 치매 정책

우리나라의 치매 정책에서 개선해야 할 부분은 치매 예방과 조기발견을 위한 교육 및 홍보를 확대하고, 치매 치료 및 관리를 위한 인프라 강화다. 보건복지부, 교육부, 고용노동부, 여성가족부 등 여러 부처에 걸쳐 진행되는 치매 관련 정책은 부서 간의 연계와 협력이 부족하다. 이에 효율적 치매 관리를 위해 민간 영역의 참여 확대를 유도하고, 치매 전문가 육성을 위한 정책적 뒷받침이 필요하다.

이를 타개하기 위해 국가 차원의 종합적인 치매 예방 계획을 수립하되 치매 치료 및 관리 인프라 확장, 정책 간 연계와 협력이 강화되어

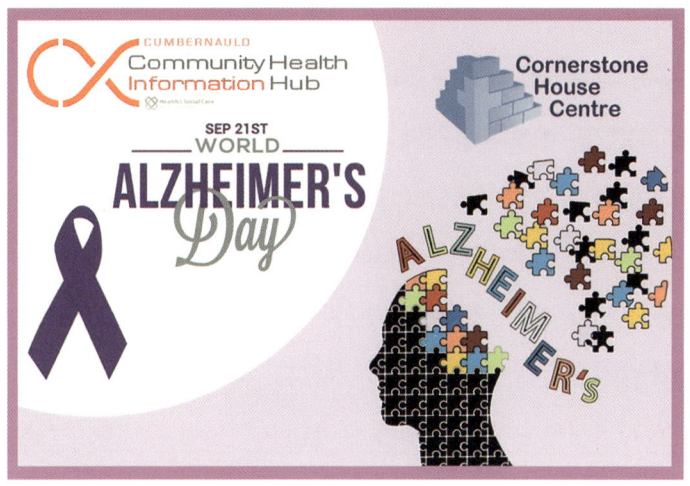

세계보건기구(WHO)와 국제알츠하이머병협회(ADI)는 매년 9월 21일을 '세계 알츠하이머의 날'로 지정했다.

야 한다. 또한 지역사회 차원에서 치매 예방과 관리 프로그램을 주민들에게 선제적으로 맞춰 접근성을 높이는 것이 필요하다.

따라서 우리 정부는 다음과 같은 세부적인 치밀한 전략 수립과 개선이 필요하다. 치매 예방을 위한 홍보와 교육을 강화하기 위해 치매 예방과 인식개선 캠페인을 진행하고, 교육을 확대해야 한다. 치매 조기발견 및 치료를 위한 의료서비스를 확대하기 위해 선별검사와 치매 전문 의료 기관을 대폭 늘려야 한다.

치매 환자와 가족을 위한 지원 서비스의 질을 향상하고, 서비스 제공자를 제대로 교육해야 한다. 그리고 모든 국민이 정부와 지역사회가 주최하는 치매 관련 교육 프로그램과 캠페인에 적극적으로 참여해 치매에 대해 깊이 이해하고 예방 및 관리에 대한 정보를 알아두는 노력이 중요하다.

　아울러 지역사회 내에서 치매 환자와 가족을 지원하는 프로그램이 활발히 진행하여 치매 환자가 존중받는 환경에서 살도록 돕는 의식이 조성돼야 한다. 이와 함께 치매 환자와 그 가족들에 대한 심리적, 정서적, 경제적, 법적 지원을 강화해 삶의 질을 높여야 한다.

　국민 전체가 자기 가족이 발병하기 전부터 치매에 관심을 가지고 조기에 발견하고 발병 후 빠르고 정확하게 대처함으로 치매 사회로의 진입을 지연시키는 데 동참해야 한다.

4

최신 기술로 만나는 치매 케어

1) AI와 빅데이터 활용

최근 인공지능AI과 빅데이터의 융합은 치매 치료에 장족의 발전이 기대된다. 무한히 기대되는 치매 환자에 대한 수혜는 다음과 같이 예견된다.

먼저, 인공지능 AI 알고리즘은 뇌 영상 데이터를 분석하여 치매의 초기 징후를 감지할 수 있다. 이를 통해 조기에 진단하고 치료를 시작하는 데 도움을 줄 수 있다. 또 AI는 환자의 데이터를 기반으로 치매의 진행 속도를 예측하는 데 사용될 수 있다. 이를 통해 개인 맞춤형 치료 계획을 세울 수 있다.

AI는 개인의 건강 데이터를 분석하여 치매의 위험 요인을 식별하고, 이를 기반으로 예방 조치를 권장한다. 예를 들어, 유전적 요인,

생활 습관, 식이 요법 등을 고려하여 맞춤형 조언을 제공할 수 있다.

그리고 AI 기반의 인지훈련 앱이나 프로그램은 사용자에게 두뇌 훈련 게임을 제공하여 인지 능력을 향상시키고, 치매 발생 위험을 줄이고 개선된 생활을 유지하도록 유도한다.

특히 정신 건강은 치매 예방에 중요한 요소다. AI는 심리적 스트레스나 우울증 같은 정신 건강 문제를 감지하고, 이를 관리하는 데 도움을 준다.

이와 함께 인공지능 AI기반의 프로그램이나 앱은 가족과 간병인이 관리하는 데 유용한 정보를 제공한다. 아울러 AI는 대량의 연구 데이터를 분석하여 새로운 치료법이나 약물을 개발하는 데 기여할 수 있다. 이러한 최첨단 기술들은 치매 환자와 그 가족들에게 더 나은 생활의 질을 제공하는 데 중요한 역할을 수행한다.

인공지능AI과 함께 치매 치료의 빅데이터 유용성은 다음과 같이 여러 측면에서 입체적으로 분석할 수 있다.

조기 진단과 맞춤형 치료

빅데이터 분석을 통해 대량의 의료 데이터를 수집하고 분석함으로써, 치매의 조기 진단이 가능해진다. 예를 들어, 환자의 병력, 유전자 정보, 생활 습관 등을 통합하여 위험 요소를 식별할 수 있다. 아울러 치매 환자의 행동 패턴 및 뇌의 변화 양상을 분석하면, 더 정확한 진단 기준을 개발할 수 있다.

이와 함께 환자의 유전자, 환경, 생활 습관을 고려한 맞춤형 치료법을 개발할 수 있다. 빅데이터는 다양한 환자의 반응을 분석하여 최적의 치료법을 제시할 수 있게 한다. 특히 빅데이터를 통해 특정 약물에 대한 반응을 예측함으로써, 부작용을 최소화하고 효과적인 치료를 할 수 있다.

또한 빅데이터는 가족과 간병인에게 필요한 정보를 제공하여, 이전보다 개선된 환경을 조성할 수 있다. 예를 들어, 환자의 행동 변화를 실시간으로 모니터링하고, 필요한 경우 즉각적인 지원을 제공할 수 있다.

조기 예측과 혁신적 임상실험

빅데이터 분석을 통해 특정 요인이 치매 발병에 어떻게 영향을 미치는지 파악할 수 있다. 운동 부족, 식습관, 사회적 고립 등이 어떻게 관련되는지를 분석한다. 또한 시스템 스마트 기기와 웨어러블 기술을 통해 개인의 건강 데이터를 실시간으로 수집하고 분석하여, 치매의 초기 증상을 조기에 감지할 수 있다.

빅데이터는 새로운 약물의 개발 과정에서 중요한 역할을 수행한다. 다양한 임상 시험 데이터를 분석하여 유망한 후보 물질을 신속하게 식별할 수 있다. 더욱이 치매와 관련된 특정 유전자 변이를 분석하여, 질병의 원인을 규명하고 예방 전략을 구축하는데 기여한다.

입체적 지원 시스템 구비

정부와 의료 기관은 빅데이터를 활용하여 치매 환자의 수, 치료 비용, 사회적 영향을 분석함으로써 보다 효과적인 정책을 수립할 수 있다. 이와 함께 데이터 분석을 통해 특정 집단에서 치매 예방을 위한 프로그램을 개발하고, 그 효과를 모니터링할 수 있다.

  치매 예방을 위한 자원을 효율적으로 배분하기 위해, 빅데이터를 통해 지역별 치매 위험도를 특히 분석한다. 이에 지역사회의 건강 데이터를 분석하여, 특정 지역에서의 치매 예방을 위한 맞춤형 프로그램을 개발한다. 아울러 지역 주민이 참여하는 데이터 수집 및 연구를 통해 공동체의 건강을 증진하는 방안을 모색할 수 있다.

  또한 치매에 대한 이해를 높이기 위한 온라인 강좌 및 세미나를 제공하여, 예방 방법과 건강한 생활 습관을 교육한다. 사용자 간의 경험 공유와 정보 교환을 위한 플랫폼을 운영하여, 서로의 노하우를 공유할 수 있게 한다.

  빅데이터의 활용은 치매의 조기 진단, 개인 맞춤형 치료, 연구개발, 정책 수립, 그리고 돌봄 지원 시스템에 이르기까지 다양한 분야에서 혁신을 가져올 수 있다. 이러한 통합적 접근이 치매 문제 해결에 중요한 역할을 할 것으로 기대된다.

2) '걸음걸이 불규칙성' 치매 예측

  노년기에 걸음걸이가 불규칙하게 변한다면 뇌의 퇴행성 변화도 있을 수 있다는 연구 결과가 나왔다. 가톨릭대 의정부성모병원 정신건강의학과 변선정 교수는 알츠하이머병에 관한 연구를 통해 이같이 밝혔다.

이 논문의 목적은 걸음걸이의 불규칙한 정도^{보행 변이성}와 치매 위험성과의 상관관계를 설명할 수 있는 뇌 영역을 규명하는 것이다. 이를 위해 보행 변이성과 인지기능에 동시에 연관성을 보이는 뇌 영역을 찾아 보행-인지의 공유 신경기질을 탐색했다.

연구진은 아직 치매가 발병하지 않은 노인을 대상으로 한 뇌 영상 연구를 통해 보행 변이성이 높을수록 전체적인 인지 능력 및 기억력이 저하되고 좌반구의 측두엽, 해마 주위, 언어 영역을 포함하는 클러스터의 뇌피질 두께가 얇아진다는 것을 확인했다.

이들 뇌 영역은 알츠하이머병에서 가장 먼저 퇴행성 변화가 나타나는 영역들과 상당 부분 겹친다. 변선정 교수는 웨어러블 센서를 부착해 측정한 보행 변이성의 증가가 퇴행성 뇌 변화와 연관되어 있음을 밝혀냈다.

변 교수는 "노년층 가족들의 걷는 모습이 규칙적이지 않고 리듬감이 떨어졌다면 뇌의 퇴행성 변화를 드러내는 것일 수 있기에 인지기능을 면밀하게 관찰하고 이상이 있을 때는 전문의에게 진료를 받아보는 것이 좋다"고 조언했다.

앞서 변선정 교수는 2020년부터 웨어러블 센서 부착 후 진행한 운동검사로 경도인지장애 발병 위험을 예측할 수 있다는 연구부터 운동성 인지 위험에 속하는 노인들의 치매 발병 위험에 대한 지속적인 연구발표로 학계에 명망이 높다. 특히 변 교수는 2023년 생물학연구정보센터BRIC 주관의 '한국을 빛내는 사람들' 상위 피인용 논문 분야에 등재된 바 있다.

3) 놀라운 성과 '치매 진단 의료 AI'

의학계의 영원한 난제로 꼽히고 있는 치매가 인공지능을 통해 답을 찾아가고 있다. 96%의 정확도로 10개 유형의 치매를 즉시 진단하는 기술에 이어 알츠하이머병으로 발전 여부를 예측할 수 있는 인공지능 모델이 나오면서 의학계의 주목을 받고 있다.

최근 미국 보스턴대 의대 비자야 콜라찰라마Vijaya Kolachalama 교수는 "환자의 임상 데이터만으로 치매 10가지 유형을 진단하는 인공지능AI을 개발했다"고 밝혔다. 진단 정확도가 96%에 이른다.

연구진은 치매 환자 5만 1,269명의 임상 정보를 AI에게 학습시켰다. AI가 학습한 정보는 나이와 성별·인종 등 인구통계학적 정보와 개인·가족의 병력, 약물 사용 정보, 인지기능을 보여주는 신경심리학적 평가 결과, 일상생활의 기능적 평가, 그리고 자기공명영상MRI과 컴퓨터단층촬영CT 이미지 등이다.

연구 결과 AI는 알츠하이머병과 혈관성 치매, 파킨슨병 관련 치매, 알코올성 치매 등 10가지 치매 유형을 96% 정확도로 진단하는 데 성공했다.

연구진은 "신경과 의사가 치매를 진단하는 정확도가 약 70%"라며 "이 AI가 그 정확도를 26%나 높인 셈"이라고 설명했다.

콜라찰라마 교수는 "지리적·경제적으로 좋은 의료서비스에 접근하기 어려운 환자들에게 이 AI는 매우 중요한 역할을 하게 될 것"이라며 "10가지 치매 유형을 96%의 정확도로 진단하는 능력은 지금까지 나온 어떠한 도구보다 월등하다"고 설명했다.

이어 "치매를 진단하는 신경과 전문의 수는 제한적이라는 점에서 다른 과목 전문의 등에게도 매우 큰 도움이 될 것"이라며 "치매를 조기에 진단하고 초기 대응하는 데 매우 중요한 옵션이 될 것으로 기대한다"고 덧붙였다.

이들 연구진은 의사가 환자의 치매 유형을 진단하는 데 AI가 유용하게 쓰일 것으로 기대했다. 또한 새로 개발한 치매 약의 효과를 검증하는 데에도 쓸 수 있다.

아울러 매사추세츠 종합병원팀은 AI와 자기공명영상MRI을 사용해 알츠하이머병을 감지하는 알고리즘을 개발했다. 연구진은 약 2,300명의 알츠하이머병 환자와 8,400명의 비환자에게서 얻은 약 3만 8,000개의 뇌 영상을 이용해 모델을 훈련시켰다.

그 후 연구진은 5개의 이미지 모델을 테스트하여 알츠하이머병을 정확하게 식별할 수 있는지 확인했으며, 모델은 90.2%의 정확도로 이를 식별했다고 연구 저자 중 한 명인 매튜 레밍 연구원은 설명했다.

이들은 알츠하이머병 환자와 비환자를 포함한 500만 명 이상의 임상 데이터베이스를 사용해 모델을 설계했다. 별도의 비알츠하이머 환자 그룹에서 알고리즘은 향후 7년 이내에 알츠하이머병 진단을 받게 될 사람을 72%의 정확도로 예측했다.

이 연구는 이러한 질환을 예방하고 치료하는 것이 결국 치매를 예방하는 데 도움이 될 수 있다는 희망적인 가능성을 제기한다고 연구 저자 중 한 명인 앨리스 탕은 말했다.

'비정상적 패턴'의 뇌파 검사

메이요 클리닉의 과학자들은 인공지능을 사용하여 알츠하이머병과 같은 인지장애 환자들에게서 나타나는 비정상적인 패턴을 탐지하기 위해 뇌파검사EEG를 스캔했다. 그들은 메이요 클리닉에서 뇌파검사를 받은 1만 1,000명 이상의 환자로부터 데이터를 연구하여 뇌의 앞부분과 뒷부분의 뇌파 변화를 포함한 특정 차이를 확인했다.

여기에서 존스 박사는 "인간은 그것들을 볼 수 없지만, 기계는 볼 수 있다"며, "언젠가 AI가 이러한 패턴을 기억력 문제가 나타나기 전에 조기에 감지하는 데 사용되기를 기대하고 있다"고 말했다.

웨어러블 기기 '수면 뇌파 분석'

미국 콜로라도대학 연구팀이 수면 중 뇌파를 분석해 알츠하이머 발병 위험을 예측하는 웨어러블 기기를 고안했다. 신체의 다양한 신호를 분석해 건강한 생활을 돕는 웨어러블 기기 시장이 꾸준히 발전하는 가운데, 알츠하이머 진단을 돕는 기기가 등장했다. 수면 중 뇌의 전기 활동을 측정하는 방식으로, 상용화가 되면 병을 더 조기에 진단하는 것이 가능해질 전망이다.

　연구팀은 뇌의 전기 활동을 측정하는 간단한 장치를 부착하고 수면을 취하면 알츠하이머병의 패턴을 더 쉽게 발견할 수 있다는 내용의 연구를 진행했다. 미국 전역에 거주하는 205명의 노인에게 최소 3일간 수면을 취할 때, 장치를 착용하도록 해 깊은 수면 단계에서 기억을 처리할 때 발생하는 뇌파 패턴의 변화를 기록한 것이다.

　연구팀이 이렇게 얻은 수면 뇌파 변화 추이를 뇌척수액, 임상치매척도Clinical Dementia Rating, CDR, 아밀로이드 베타 값 등과 비교해 실제 알츠하이머병 진단에 도움을 줄 수 있는지 분석한 결과, 수면 뇌파 분석 웨어러블 기기를 통해 알츠하이머 초기 증상으로 알려진 '경도인지장애'를 예측할 수 있었다.

　이들 연구팀은 수면 중 측정한 뇌파의 변화와 실제 경도인지장애 증상의 발현이 유의미하게 일치함을 확인했다. 연구팀은 이에 더해 수면 중 뇌파 분석의 정확성을 입증해 향후 알츠하이머병을 더 편리하게 진단할 가능성을 제시했다며 이번 연구의 의미를 평가했다.

　대체로 인지검사나 자기공명영상법MRI을 통해 진단되지만, 대부분은 상당 부분 질환이 악화한 후 발견된다는 점에서 조기 진단이 무엇보다 중요하다.

인공지능(AI) '경도인지장애' 예측

　최근 가벼운 기억력과 사고 문제를 가진 사람이 알츠하이머병에 걸릴지, 얼마나 빨리 진행될지를 80% 확률로 예측할 수 있는 AI 도구가 개발됐다. 임상적인 검진을 통해 예측한 결과보다 정확도가 3배나 높았다.

실제로 영국 케임브리지대학 연구팀이 개발한 AI 알고리즘 모델은 경도인지장애를 가진 사람과 3년 이내에 알츠하이머병으로 진행된 사람을 구분했다. 시험 결과, 환자 중에서 알츠하이머병으로 진행된 사람 가운데 82%를 정확하게 식별했다.

향후 연구팀은 AI 도구를 활용한 이 새로운 접근 방식이 생활 습관 변화나 약물 치료 등의 개입이 가장 효과적일 수 있는 시기를 결정해 치료 결과를 조기에 개선할 수 있을 것으로 기대한다.

이런 기술이 상용화되면 기존 뇌 아밀로이드 양전자방출단층촬영 A-PET이나 자기공명영상장치 MRI, 뇌척수액 CFS 분석 등 고비용 검사를 상당 부분 대체할 수 있을 것으로 보인다.

인공지능 '치매 예측 프로그램'

'뉴로핏'은 알츠하이머협회 국제콘퍼런스 AAIC 2024에서 주요 기능이 업데이트된 '뉴로핏 아쿠아 AD'를 선보였다. 뉴로핏 아쿠아 AD는 알츠하이머병 치료제 관련 최첨단 뇌 영상 분석 기술의 집합체인 항아밀로이드 치료제 처방 치료효과 및 부작용 모니터링 소프트웨어다.

한편, '하이' HAII는 음성, 안구 운동, 인지 반응 이상 세 가지 디지털 바이오마커 측정을 통해 치매를 진단하는 디지털 의료기기 '알츠가드' Alzguard를 개발했다. 알츠가드 개발을 위해 프로토콜 및 콘텐츠는 이화여대 목동병원 주임교수, 신경과 김건하, 진단 알고리즘 설계는 상명대학교주임교수 이지항 교수, 안구 운동 관련 바이오마커는 비주얼캠프대표이사 석윤찬와 협업이 이루어졌다.

아울러 '바이칼에이아이'와 한국전자통신연구원ETRI은 음성을 분석해 치매를 알려주는 프로그램을 개발했다. 우선, 바이칼에이아이가 선보인 '맑은 내 친구'는 말소리를 분석해 여러 가지 건강 상태를 진단하면서 언어습관까지 분석해 준다. 그뿐만 아니라 이용자의 인지 능력을 끌어올리기 위해 트레이닝 서비스도 함께 제공할 수 있도록 했다.

이와 함께 한국전자통신연구원 복합지능연구실은 음성 대화를 분석해 치매를 예측하는 인공지능 기술을 개발했다.

세계 최초로 알츠하이머 치매 예측을 위한 기존의 음성·텍스트 분석 기술에 대형 언어 모델LLM을 결합한 형태다. 이 AI 기술은 노년층의 대화를 분석해 치매 전 단계인 경도인지장애 및 치매 고위험군을 선별해 낸다.

'기억력, 판단능력' 강화 의료기

2022년 3월 11일 코엑스에서 열린 제37회 국제의료기기 '병원설비전시회' KIMES에 다수 치매 관련 업체들이 참가했다.

'왓슨앤컴퍼니'는 콤팩트 브레인 웨어러블 디바이스인 '포커스' POCUS를 선보였다. 해당 제품은 뇌 전두엽에 미세 전류를 공급해 뇌 기능 활성화를 원리로 작용한다. 주요 효과는 집중력 향상, 기억력 강화, 판단능력 향상, 스트레스 완화, 수면 개선 등이다.

한편 '엠쓰리솔루션'도 뇌 활성화 인지학습 콘텐츠 솔루션을 제공하는 '베러코그'BetterCog로 참가자들의 눈도장을 받았다. 배러코그는 인지장애, 경도인지장애 및 고령자들의 뇌 인지기능 향상 학습 목적으로 전문의, 작업치료사, 임상 심리사 등의 기획과 설계, 개발을 통해 탄생한 학습 프로그램이다.

아울러 '아이메디신'은 건식 뇌파 측정 및 클라우드 AI분석 기기인 '아이싱크웨이브'iSyncwave를 선보였다. 뇌파는 클라우드 기반 뇌파분석 소프트웨어 의료기기인 아이싱크브레인에 전송해 뇌 기능 이상 유무를 판단한다.

노년층 질병 중 하나인 치매 환자를 위한 웨어러블 디바이스 기기에서 길을 자주 잃어버리는 환자를 위해 GPS 장치가 필요하다. 치매를 앓고 계신 분들은 몸에 붙은 것을 떼어내려는 성향이 있어 시계, 밴드 형태 디바이스를 착용하기 어려웠다.

이를 위해 GPS 기능이 탑재된 신발이 등장했다. 신발을 신고 있으면 현재 위치 추적이 가능해 실종 시 안전하게 귀가할 수 있다. 특히 이 제품은 어린이 신발에도 적용해 미아 방지에도 활용되고 있다.

AI와 빅데이터 '밝은 미래'

최근의 경이적 발전을 생생하게 살펴보았듯이 인공지능 AI와 빅데이터 구축·활용 기술이 발달하면서 치매 발병 예측과 진단 등 다양한 영역에서 이를 적용한 연구들이 활발하게 이뤄지고 있다.

빅데이터를 AI의 일종인 머신러닝Machine Learning 기법으로 분석해 치매 발병 가능성을 분석하는 등 복잡한 치매 연구에 서광이 비추일 수 있을지 기대가 모이고 있다.

결국 빅데이터 등을 통해 생체 데이터를 축적할 때, 샘플 획득에 시간이 많이 소요되던 뇌 질환과 노화 관련 기존 분석의 한계를 극복할 수 있다는 게 전문가들의 전망이다. 이를 해결하기 위해서는 의료 빅데이터의 통합 및 각각의 지표를 분석한 결과를 융합·정형화하는 것이 필수적이다.

데이터 분석 결과는 시각화 솔루션을 통해 차트 등으로 자동 분류해 치매안심센터에서 활용할 수 있도록 하고 향후 빅데이터 포털로 시민에게도 자료를 제공한다는 계획이다.

치매 연구는 물론 조기진단과 예방과 관리 등에도 폭넓게 빅데이터를 접목한 다양한 시도가 이뤄지고 있는 만큼 치매 영역에서 다양한 성과가 나타날 것으로 기대된다.

이미 정부도 디지털 뉴딜을 내세우며 의료 빅데이터 구현의 지원을 예고했다. 향후 이를 통한 치매 영역을 포함한 의료 관련 산업의 성장을 이끌겠다는 계획이다. 실제 의료 빅데이터를 통해 다수 질병에서 앱, 게임, 챗봇 등 소프트웨어 치료를 활용하는 디지털 치료에 대한 기대감이 커지고 있다.

치매 환자가 발생할 위험이 큰 지역과 치매 우선 검진 대상자를 가려내는 데 빅데이터 기술을 활용할 수 있다.

지자체의 빅데이터 담당자들과 전문가들은 행정의 빅데이터 활용에서 가장 중요한 점은 '직원들의 역량'이라고 입을 모은다. 빅데이터 담당자뿐 아니라 다른 분야의 직원들도 데이터에 대한 이해와 기본적인 활용 능력을 갖추어야 데이터 기반 행정이 제대로 활성화할 수 있다는 지적이다.

치매약 개발부터 치매의 조기 예측은 물론 치매정책 연구까지 활용 가능하며, 이미 임상 현장에서는 빅데이터를 활용한 치매진단 보조시스템을 활용하고 있다. 즉, 의료 빅데이터의 통합 및 각각의 지표를 분석한 결과를 융합·패턴화시켜 치매 영역에 활용할 수 있다.

이미 다수 의료기관이나 연구단체들이 건강보험공단의 빅데이터를 통해 다양한 치매 관련 연구를 추진하고 있는 게 대표적 활용 사례다.

이를 통해 △알츠하이머병 환자 통합 데이터베이스 구축 △빅데이터와 인공지능 활용 타깃 후보군 발굴 △선도물질 개발 △신약 발굴 등의 공동연구 등을 진행한다. 이미 관련 업계도 인공지능 AI에 환자의 영상 빅데이터 등을 학습시켜 질병예측에 활용하는 계획을 구상하고, 개발을 추진 중이다.

치매전문가 집단인 학회와 공공 기관 간의 네트워크 구축을 통한 빅데이터 활용의 역할 분담이 필요하다. 주요 활용 사례를 보면 복지부 등은 치매정책 집행에 있어 필요한 아젠다 설정과 네트워크 분리 등에 활용할 수 있으며, 치매학회는 전문성을 활용한 빅데이터 연구 진행과 정책 자문이 가능하다는 설명이다.

4) 스마트 기기와 로봇의 활용

스마트 기기와 로봇 기술은 치매 관리 분야에서 빠르게 발전하고 있으며, 이들의 활용은 치매 환자들의 삶에 긍정적인 영향을 미친다. 치매는 기억력, 언어 능력, 사고 능력의 퇴화가 주요 증상인 질환으로, 환자들에게 심리적, 신체적, 사회적 어려움을 초래한다. 전통적인 치료법과 돌봄 방법에 비해 스마트 기기와 로봇은 보다 혁신적이고 효율적인 방식으로 치매 환자의 삶의 질을 향상시킬 수 있다. 스마트 기기와 로봇의 활용이 치매 관리에 미치는 영향과 그 가능성에 대해 살펴보자.

스마트 기기의 활용

스마트 기기는 치매 환자의 상태를 모니터링하고, 일상적인 활동을 돕는 중요한 역할을 한다. 예를 들어, 스마트폰, 스마트워치, 웨어러블 기기 등은 환자의 위치 추적, 심박수, 수면 패턴 등을 실시간으로 모니터링하고 기록할 수 있다. 이를 통해 의료진이나 가족은 환자의 상태를 실시간으로 파악하고, 문제가 발생할 경우 즉각적인 대응이 가능하다. 이러한 기기들은 환자가 자주 복용해야 하는 약물의 알림을 제공하거나, 일정한 시간마다 식사나 수면 시간을 안내하는 기능을 통해 환자들이 일상적인 생활을 유지하도록 돕는다.

또한, 스마트폰 앱을 통한 인지 훈련도 치매 관리에서 중요한 역할을 한다. 다양한 뇌 훈련 앱들이 치매 예방과 증상 완화에 효과적인 프로그램을 제공하고 있다. 예를 들어, 퍼즐, 숫자 맞추기, 기억력 훈련 게임 등은 치매 환자들의 뇌를 자극하고, 인지 기능의 저하를 늦추는 데 도움을 줄 수 있다. 이런 앱들은 환자들이 자주 사용하는 스마트폰에서 쉽게 접근할 수 있어, 환자들이 재미를 느끼며 뇌를 훈련할 수 있는 장점을 가지고 있다. 또한, 이러한 기기들은 환자들에게 개인화된 피드백을 제공하여, 맞춤형 인지 훈련을 가능하게 한다.

로봇의 활용

로봇 기술은 치매 환자의 돌봄에 있어 직접적이고 물리적인 지원을 제공할 수 있는 중요한 도구이다. 로봇은 치매 환자들의 기본적인 돌봄을 수행하고, 그들의 일상적인 활동을 돕는 데 큰 도움이 된다. 일본과 같은 일부 선진국에서는 로보틱 간병인 기술이 이미 연구되고 있으며, 이러한 기술은 치매 환자들이 일상생활에서 겪는 어려움을 해결하는 데 유용하다.

로보틱 간병인은 환자가 일어나기 어려울 때 도움을 주거나, 물을 마시게 하거나, 병원에 가야 할 때 이를 알려주는 등의 기능을 수행한다. 또한, 일부 로봇은 환자와 대화를 통해 감정적인 지원을 제공하며, 정서적 안정에도 기여할 수 있다. 치매 환자들은 종종 외로움을 느끼고, 사회적 고립에 직면하는데, 로봇은 이러한 환자들에게 대화를 제공하고, 심리적인 지원을 할 수 있는 중요한 역할을 한다.

또한, 로봇은 환자들의 신체적 활동을 돕는 데도 중요한 역할을 한다. 치매 환자들은 운동 부족으로 인한 근육 약화나 신체 기능 저하를 겪을 수 있다. 이를 해결하기 위해, 로봇은 환자들에게 맞춤형 운동을 제공하거나, 운동을 유도하는 방식으로 신체 건강을 유지할 수 있도록 돕는다. 예를 들어, 로봇은 환자가 손목을 움직이거나 다리 운동을 할 때 이를 지원하거나, 운동의 형태를 제공하는 방식으로 신체적 활동을 촉진시킬 수 있다. 이러한 신체적 활동은 치매 환자들의 뇌 활성화에도 긍정적인 영향을 미친다.

치매 예방과 재활을 돕는 로봇에 대한 연구도 활발히 진행되고 있다. '와이닷츠'는 고령화 사회에서 노인들이 겪는 치매 문제를 해결하기 위해 하드웨어, 소프트웨어, 임상연구 등 각 분야의 전문가들이 모여 만든 소셜벤처기업이다. 와이닷츠는 노인들의 치매 예방과 재활을 돕는 인지 향상 AI 로봇 '피오'를 개발했다.

로봇 피오는 인지 중재 치료를 근거로 다양한 영역의 치매 예방 콘텐츠를 제공한다. 인사하기, 감정 대화 등의 '정서 자극'부터 '운동·인지·음악·미술·언어 치료'까지 통합적으로 다루며 인지 자극 활동을 수행한다.

왕관 앵무새를 모티브로 만든 로봇 '피오'는 마이크와 카메라, LED 등이 내장되어 있으며, 소형 모터로 다양한 동작도 구현할 수 있다. 음성인식 기능이 있어 어르신들과 인사말이나 간단한 대화도 가능하다.

실버케어 로봇인 '피오'는 전국의 치매센터 및 복지관 등에서 교구로 활용되고 있다. 피오는 코로나19 사회적 거리두기가 해제된 이후 전국 여러 치매안심센터에 보급됐다. 피오를 통해 치매 관련 시설에서는 진행자 1명으로 최대 12명의 노인에게 그룹 프로그램을 제공할 수 있다.

해당 연구를 통해 다른 프로그램을 진행했을 때보다 피오를 활용했을 때 인지기능이 12%p 향상됐으며, 우울과 외로움은 각각 12%p, 26%p가 개선되는 효과를 확인했다. 관련 연구 내용은 '프론티어 인 퍼블릭 헬스'Frontiers in Public Health에 게재됐다.

이와 함께 또 다른 치매로봇 '보미'의 인지기능 개선효과도 눈에 띈다. 이대목동병원 신경과 이은혜 전공의가 가정용 치매로봇 보미의 인지기능 개선효과 입증 성과를 인정받았다.

이대목동병원은 2021년 4월 7일 열린 치매학회 학술대회에서 우수논문상을 수상했다고 밝혔다. 해당 논문은 '인지 치료 로봇'을 이용한 반복 훈련으로 경도인지장애 환자의 인지기능이 개선된다는 점을 증명했다.

이대병원에 따르면 해당 연구는 개인·가정용 로봇의 인지기능 개선효과를 정량화한 전향적 무작위 대조시험연구 분석이다. 보미는 이대병원이 개발한 가정용 인지 치료 로봇으로 기억력, 언어능력, 시공간능력, 계산능력, 전두엽 집행능력을 훈련할 수 있는 프로그램이 설치됐다.

이대목동병원 연구팀은 4주 간 경도인지장애 환자 46명을 대상으로 연구를 진행했다. 연구팀은 개발한 가정용 인지 치료 로봇 '보미'를 활용, 매일 최소 1시간, 1주일에 5회 이상 인지 훈련을 하도록 했다. 그 결과 로봇 인지 훈련을 받은 그룹에서 대조군보다 시공간 작업

기억력이 향상된 것으로 확인됐다.

연구팀은 "경도인지장애 환자는 일상생활을 수행하는 능력은 있으나 인지기능이 떨어진 상태로 훈련을 통해 진행을 늦추는 것이 중요하다"며 "그간 많은 인지 치료 로봇들이 개발됐으나 무작위 대조시험 연구를 통해 로봇 치료의 효과를 명백히 밝혀낸 것은 처음"이라고 의미를 밝혔다.

치매 관리의 혁신적 변화

스마트 기기와 로봇의 도입은 치매 관리의 방식을 근본적으로 변화시키고 있다. 전통적으로 치매 관리가 의료기관이나 간병인의 손에 의존하던 것에 비해, 스마트 기기와 로봇은 환자에게 보다 자율적이고 개별적인 돌봄을 제공할 수 있다. 예를 들어, 스마트 기기는 실시간으로 환자의 상태를 모니터링하고, 자동화된 시스템을 통해 맞춤형 지원을 제공한다. 이는 치매 환자들의 독립성을 높이고, 가족이나 의료진의 부담을 줄이는 데 큰 도움이 된다.

로봇은 치매 환자들이 독립적인 생활을 유지할 수 있도록 도우며, 물리적, 정서적 지원을 제공한다. 이러한 기술들은 환자들이 의료 서비스나 간병인의 도움 없이도 더 많은 자율성을 가질 수 있게 한다. 또한, 스마트 기기와 로봇 기술은 치매 예방에도 기여할 수 있다. 다양한 인지 훈련 프로그램과 뇌 훈련 게임을 통해 치매의 발병을 예방할 수 있으며, 정기적인 운동과 건강 관리도 로봇이나 스마트 기기를 통해 이루어질 수 있다.

스마트 기기와 로봇의 과제

스마트 기기와 로봇 기술이 치매 관리에 많은 장점을 제공하는 반면, 여전히 해결해야 할 기술적, 경제적, 사회적 과제가 존재한다.

첫째, 스마트 기기와 로봇이 모든 치매 환자에게 적합한 해결책을 제공하는 것은 아니다. 각 환자의 상태와 필요에 맞는 맞춤형 기술 제공이 필요하며, 일부 환자는 이러한 기기와 기술을 다루는 데 어려움을 겪을 수 있다.

둘째, 스마트 기기와 로봇의 비용 문제도 중요한 고려 사항이다. 이러한 기술은 종종 고가이므로, 모든 가정에서 쉽게 접근할 수 있는 것은 아니다. 특히, 치매 환자의 수가 증가하는 상황에서, 정부나 사회적 차원의 지원이 필요하다.

셋째, 개인정보 보호 문제가 중요한 이슈로 떠오른다. 치매 환자의 상태를 실시간으로 모니터링하는 기기들은 개인정보와 민감한 데이터를 다루기 때문에, 이러한 데이터의 보호와 관리가 매우 중요하다.

스마트 기기와 로봇의 활용은 치매 관리에 중요한 혁신을 가져오고 있으며, 환자들의 삶의 질을 향상시키는 데 큰 기여를 하고 있다. 스마트 기기는 환자의 상태를 실시간으로 모니터링하고, 인지 훈련과 일상생활을 지원하며, 로봇은 신체적, 정서적 돌봄을 제공한다.

이러한 기술들은 치매 환자들이 보다 자율적인 삶을 살 수 있게 돕고, 가족과 의료진의 부담을 경감시키는 데 중요한 역할을 한다.

그러나 기술적 한계, 비용 문제, 개인정보 보호 등의 과제를 해결하기 위한 지속적인 노력이 필요하다. 이를 통해 스마트 기기와 로봇은 치매 관리의 중요한 도구로 자리잡을 수 있을 것이다.

부록

근현대사를 바꾼 '세계의 리더'

1. 한 시대를 풍미했던 지도자

2020년 11월 2일, 고려대학교 한창수 교수가 '초고령화 현대사회의 숙명, 치매'를 주제로 문답을 나누는 JTBC 프로그램 차이나는 클라스-질문 있습니다에서 "영국의 윈스턴 총리와 미국의 로널드 레이건 대통령 그리고 조선의 왕 영조까지, 한 시대를 풍미했던 지도자들의 공통점은 바로 치매를 앓았다는 것"이라고 전해 눈길을 끌었다.

한편 2004년 7월 7일 영국 BBC 방송은 영국왕립정신과의사협회 총회에 발표된 연구논문을 소개하면서 "치매로 정상적인 의사 결정에 어려움을 겪었을 가능성이 높은 과거 주요 지도자들이 대응조치만 조기에 했다면 전쟁 발발 등 세계 역사를 바꾸는 데 결정적인 영향을 미쳤을 것"이라고 보도한 바 있다.

치매를 앓았던 지도자는 해외에서도 쉽게 찾아볼 수 있다. 미국의 40대 대통령인 로널드 레이건은 퇴임 후 5년이 지난 1994년 11월 자신이 치매의 일종인 알츠하이머병에 걸렸다는 사실을 발표했다. 또한 철의 여인으로 불리며 영국의 경제부흥을 이끌었던 '마거릿 대처' 전 영국 총리가 치매로 투병 중인 사실이 딸 캐럴을 통해 세상에 처음으로 알려졌다.

2. 미국 대통령 '로널드 레이건'

미국 영화배우였던 로널드 레이건은 고령의 나이인 69세에 대통령으로 당선되어 1981~1989년까지 8년 동안 40대 대통령으로 봉사했고, 퇴임할 때 가장 인기 있는 대통령이었다.

그러나 레이건 대통령은 의식의 혼탁과 기억장애 등의 증상을 유발하는 알츠하이머병에 대한 인식이 제고되기를 바랬고, 이 병의 치료방법을 찾기 위해 아내인 낸시와 국립알츠하이머병재단과 함께 로널드 낸시 레이건 연구소Ronald and Nancy Reagan Research Institute를 1995년에 설립했다.

레이건 대통령은 두 번의 대통령 임기를 마치고 퇴임한 후 82세가 되던 1994년 11월 5일, 쇠약해진 몸으로 담화문을 발표했다. 온 국민의 심금을 울린 편지는 자판을 두드리지 않고 손으로 직접 글을 썼다.

"친애하는 미국민 여러분, 저는 최근 제가 알츠하이머병에 걸린 수백만 미국인들 중의 한 사람이 되었다는 이야기를 들었습니다. 제가 알츠하이머병에 걸렸다는 사실을 여러분들에게 알림으로써 이 병에

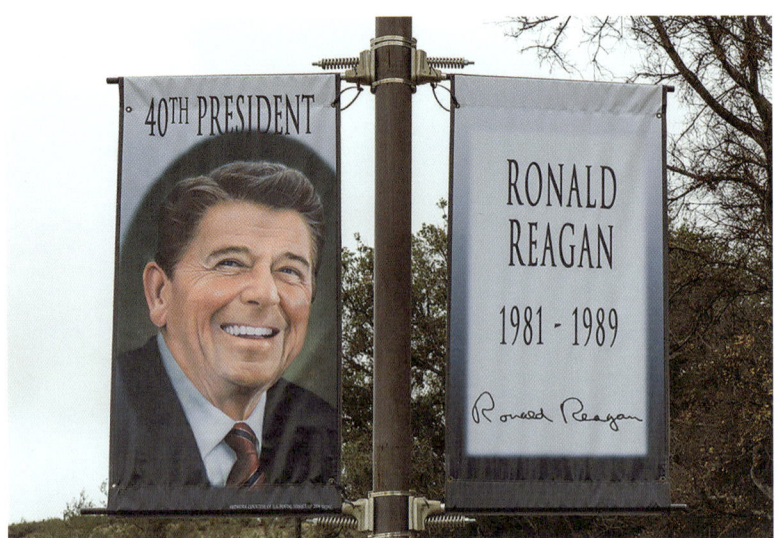

로널드 레이건 전 미국 대통령

대한 보다 많은 관심이 유발되기를 진심으로 바랍니다. 이렇게 함으로써 이 병으로 고생하는 환자와 그 가족들에 대한 이해를 높일 수 있을 것입니다.

나에게 이 나라의 대통령으로서 일할 수 있었던 큰 영광을 준 여러분들께 감사드립니다. 이제 나는 내 인생의 황혼기로의 여행을 시작합니다"라고 발표한 후 투병 생활로 돌아갔다.

그로부터 레이건은 십 년간 투병하다가 아흔세 살에 숨을 거두었다. 2004년 6월 5일 합병증인 폐렴으로 생을 마감하며 캘리포니아 주 '로널드 레이건 대통령 기념 도서관' 내의 작은 잔디밭에 묻혔다.

3. 영국 총리 '마거릿 대처'

2009년 9월 24일, 당시 '철의 여인'으로 불리던 마거릿 대처[82] 전 영국 총리가 치매로 투병 중이라고 딸 캐럴이 밝혔다. 캐럴은 영국의 타블로이드 신문 '메일 온 선데이'에 연재하고 있는 자신의 회고록 '금붕어 어항 속의 수영'에서 이 같은 사실을 밝혔다고 BBC방송이 전했다.

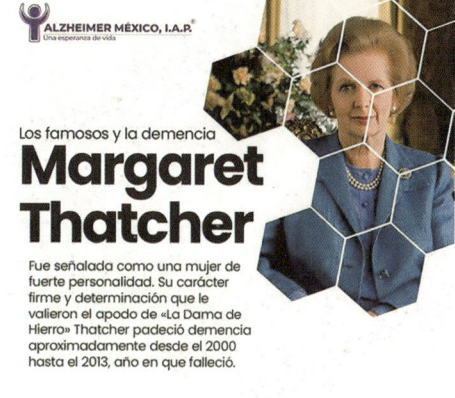

마거릿 대처 전 영국 수상

대처 전 총리의 옛 보수당 동료가 "대처 전 총리의 중풍뇌졸중이 단기적 기억력에 영향을 미쳤다"고 밝힌 적이 있지만, 그의 가족이 치매 증상을 공개적으로 밝힌 것은 처음이었다. 대처 총리는 2013년 영면했다.

캐럴은 회고록에서 "어머니는 나이를 먹지 않을 것만 같았고 100% 강철로 만들어져 아무런 병에 걸리지도 않을 것만 같았다. 그런데 2000년 어느 날 점심을 먹던 중 어머니의 기억력이 나빠진 징후를 처음 목격한 뒤 놀라서 의자에서 떨어질 뻔했다"고 말했다.

캐럴에게 가장 고통스러운 순간은 2003년 췌장암으로 사망한 아버지의 소식을 수없이 어머니에게 확인시켜 줄 때였다. 대처 전 총리는 남편이 사망한 뒤에도 남편 소식을 계속 물었다고 한다. 캐럴은

"그럴 때마다 계속해서 어머니에게 '나쁜 소식'을 수도 없이 다시 전해야 했다"고 말했다.

4. 제1~2차 세계대전 거목들

2021년 출간된 고나가야 마사아키 Masaaki Gonagaya 박사의 『세계사를 바꾼 21인의 위험한 뇌』에서 리더의 뇌에 침투한 질병이 만든 아슬아슬하고 위험천만한 역사 이야기를 다음과 같이 들려준다.

스탈린 1879~1953의 경우 몇 차례 뇌졸중 발작으로 치매에 걸렸으며 이를 통해 과대망상증과 지성의 감퇴, 가학적 성격 증세 등을 보인 것으로 조사됐다.

그리고 제1차 세계대전의 영웅이었던 독일의 파울 폰 힌덴부르크 1847~1934가 치매로 분별력을 잃지 않았다면 히틀러와 나치스도 2차 세계대전을 일으킬 만한 권력을 갖지 못했을 수 있다. 승전 공로로 두 번이나 바이마르 공화국의 대통령이 된 힌덴부르크는 뜻밖의 치매로 지각 능력을 잃어 최측근 3인방의 꼭두각시가 되고 만다.

그들의 국정 농단의 틈을 비집고 들어온 세력이 히틀러 1889~1945와 나치스였다. 이들은 권력을 찬탈해 유대인 600만 명을 학살하고 2차 세계대전을 일으켜 수천만 명의 목숨을 앗아갔다.

미국 역사상 전무후무한 '4선 대통령'이자 뉴딜정책으로 대공황을 극복한 영웅이며 2차 세계대전을 연합국의 승리로 이끈 주역 중 한

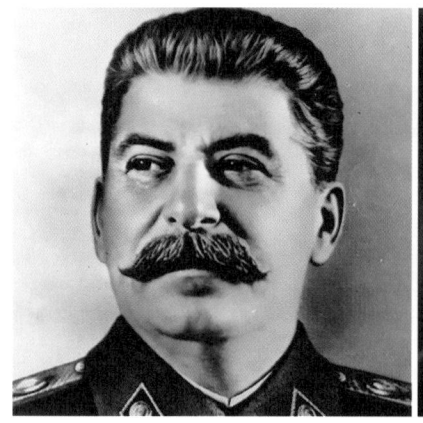
스탈린 전 구소련 최고지도자

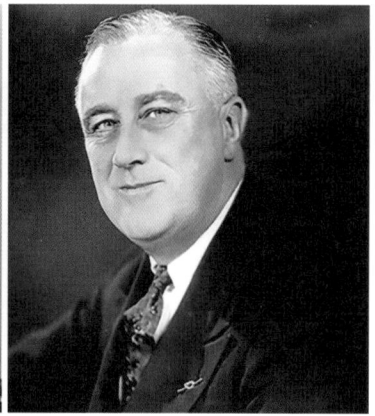
프랭클린 루스벨트 전 미국 대통령

명인 프랭클린 루스벨트1882~1945도 그 이면에 '고혈압 뇌출혈'이라는 고질병이 자리 잡고 있었다는 시각이다.

프랭클린 루스벨트 미 대통령은 1945년 2차 대전 말 스탈린과 얄타에서 만나 전후 처리 문제를 협의할 당시 치매에 걸려 협상을 제대로 하지 못했을 가능성이 높은 것으로 지적됐다.

1945년 2월 4일부터 열린 소련 흑해 연안에 있는 크림반도의 얄타 회담에서 중요한 조약이 대부분 소련에 유리한 방향이었다. 이 중요한 자리에서 루스벨트 대통령이 건강 문제로 회의에 집중하지 못해 소련에 크게 밀리는 자충수를 두었다는 것이다.

제1차 세계대전 당시 제28대 우드로 윌슨1856~1924 미 대통령 역시 치매 환자였다는 주장도 내놨다. "윌슨 전 대통령이 치매에 걸린 사실을 인정하고 일찌감치 물러났더라면 2차 대전을 피할 수 있었다"는 설명이다.

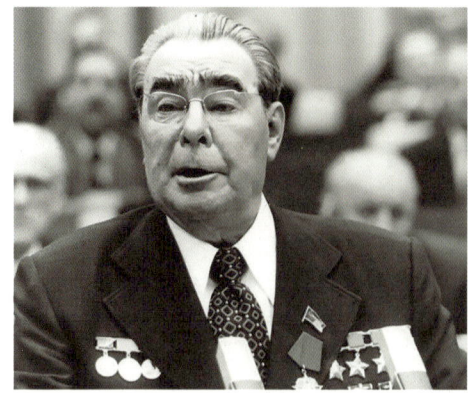 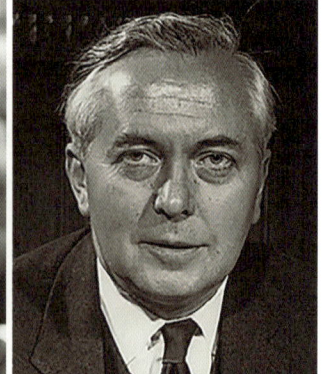

브레즈네프 전 구소련 공산당 서기장　　해럴드 윌슨 전 영국 총리

한편, 구소련의 공산당 서기장 브레즈네프1906~1982의 지능 저하를 가져온 뇌혈관성 치매는 소련의 붕괴를 앞당겼다고 한다. 역사의 아이러니가 아닐 수 없다. 또 해럴드 윌슨1916~1995 영국 총리는 치매로 인해 인식능력이 저하되는 것을 1년 전부터 의식하고 1976년 전격 사임을 발표했다.

5. 조선시대 최장수 임금 영조

우리 학계에서는 조선의 21대 왕 영조1694~1724도 치매를 앓은 것으로 보고 있다. 조선 최고의 장수왕 영조는 83세로 숨을 거두기 전 15년 동안을 건망증과 치매로 고생했다.

영조 나이 67세였던 재위 37년부터 기억력이 예전만 못하다는 기록이 곳곳에서 나온다. 늙어서 정신이 흐릿하다는 뜻의 '혼모昏耗, 망각忘却'이라는 말이 자주 보인다.

재위 51년 81세 때에는 영조의 치매 증상이 매우 심해졌다.

정조가 세손 시절부터 쓴 '존현각일기'尊賢閣日記에는 영조의 치매 증상이 얼마나 심했는지 생생하게 나타난다. "영조의 담후치매가 덜했다 더했다 오락가락하니, 어명은 좋은 쪽으로 해석해서 동요가 없도록 해야 할 것이다." 심지어 영조는 신하들에게 어제 본인의 정신 상태가 어땠는지 확인하기까지 했다.

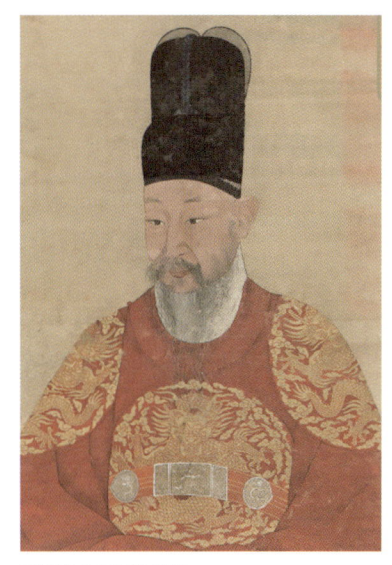

조선의 21대 왕 영조

영조의 치매 증상은 이명과 난청과 동반해 시작됐다. 우리 조상들은 귀가 어두워지면 총기가 줄고 뇌의 인지 능력도 떨어진다는 사실을 이미 오래전부터 알았다.

총명聰明의 총聰자도 '귀가 밝다'는 뜻이다. 서양의학도 이와 비슷한 연구 결과를 내놓고 있다. 미국 국립노화연구소·존스홉킨스대 의대가 2012년 발표한 연구 결과에 의하면 청력이 정상인 경우보다 경도 난청의 치매 발생률이 1.89배, 고도 난청은 4.94배에 달했다.

* 참고: 동아일보 2019. 11. 18, 2009. 09. 24, 의사신문 2019. 09. 04, 오마이뉴스 2008. 01. 27, 한국일보 2004. 07. 09, 매일경제 2004. 07. 08

참고문헌

『치매의 신경행동증상』(대한치매학회 신경행동연구회)

『실버 치매예방을 위한 어르신 인지 능력 향상의 길잡이』(치매예방교육회)

『치매혁명』(요시다 가츠아키)

『치매의 벽』(와다 히데키)

『동의보감』(허준)

『황제내경』(정진명)

『치매에 관한 새로운 생각』(티아파월)

『치매 가족을 위한 안내서』(한국치매협회)

『디지털 의료의 미래, 커넥티드 헬스케어』(조남민)

자료사진 출처: Pixabay